R. LÉPINE

Les Complications du Diabète et leur Traitement

à mon savant ami le prof Grancher hommage affectueux

LES ACTUALITÉS MÉDICALES

Les Complications du Diabète et leur Traitement

LES ACTUALITÉS MÉDICALES

Collection de volumes in-16, de 96 pages, cartonnés. Chaque volume : 1 fr. 50

Le Diabète non compliqué et son traitement, par le Professeur LÉPINE.
Le Cytodiagnostic, par le Dr MARCEL LABBÉ, médecin des hôpitaux de Paris.
Le Sang, par le Dr MARCEL LABBÉ, médecin des hôpitaux de Paris.
Anatomie clinique des Centres nerveux, par le Pr GRASSET, 2e *édition*.
Diagnostic des Maladies de l'Encéphale, par le Pr GRASSET.
L'Appendicite, par le Dr Aug. BROCA, agrégé à la Faculté de Paris.
Diagnostic de l'Appendicite, par le Dr AUVRAY, agrégé à la Faculté de Paris.
Les Rayons de Röntgen et le Diagnostic de la Tuberculose, par le Dr A. BÉCLÈRE, médecin de l'hôpital Saint-Antoine.
Les Rayons de Röntgen et le Diagnostic des Affections thoraciques non tuberculeuses, par le Dr A. BÉCLÈRE.
Les Rayons de Röntgen et le Diagnostic des Maladies internes, par le Dr A. BÉCLÈRE.
La Radiographie et la Radioscopie cliniques, par le Dr L.-R. REGNIER.
La Mécanothérapie, par le Dr L.-R. REGNIER.
Radiothérapie et Photothérapie, par le Dr L.-R. REGNIER.
Cancer et Tuberculose, par le Dr CLAUDE, médecin des hôpitaux.
La Diphtérie, par les Drs H. BARBIER, médecin des hôpitaux, et G. ULMANN.
La Grippe, par le Dr L. GALLIARD, médecin de l'hôpital Saint-Antoine.
Le Traitement de la Syphilis, par le Dr EMERY, 2e *édition*.
Chirurgie des Voies biliaires, par le Dr PAUCHET.
Les Myélites syphilitiques, par le Dr GILLES DE LA TOURETTE.
Le Traitement de l'Epilepsie, par le Dr GILLES DE LA TOURETTE.
Les Etats neurasthéniques, par le Dr GILLES DE LA TOURETTE, 2e *édition*.
La Psychologie du Rêve, par VASCHIDE et PIÉRON.
Les Glycosuries non diabétiques, par le Dr ROCQUE.
Les Régénérations d'organes, par le Dr P. CARNOT, agrégé à la Faculté.
Le Tétanos, par les Drs J. COURMONT et M. DOYON.
La Gastrostomie, par le Dr BRAQUEHAYE, agrégé à la Faculté de Bordeaux.
Les Albuminuries curables, par J. TEISSIER, professeur à la Faculté de Lyon.
Thérapeutique oculaire, par le Dr F. TERRIEN.
La Fatigue oculaire, par le Dr DOR.
Les Auto-intoxications de la grossesse, par le Dr BOUFFE DE SAINT-BLAISE, accoucheur des hôpitaux de Paris.
Le Rhume des Foins, par le Dr GAREL, médecin des hôpitaux de Lyon.
Le Rhumatisme articulaire aigu en bactériologie, par les Drs TRIBOULET, médecin des hôpitaux, et COYON.
Le Pneumocoque, par le Dr LIPPMANN.
Les Enfants retardataires, par le Dr APERT, médecin des hôpitaux.
La Goutte et son traitement, par le Dr APERT, médecin des hôpitaux.
Les Oxydations de l'Organisme, par les Drs ENRIQUEZ et SICARD.
Les Maladies du Cuir chevelu, par le Dr GASTOU.
Les Dilatations de l'Estomac, par le Dr SOUPAULT, médecin des hôpitaux.
La Démence précoce, par les Drs DENY et ROY.
Chirurgie intestinale d'urgence, par le Dr MOUCHET.
Chirurgie nerveuse d'urgence, par le Dr CHIPAULT.
Les Accidents du Travail, par le Dr Georges BROUARDEL.
Le Cloisonnement vésical et la Division des urines, par le Dr CATHELIN.
Le Traitement de la Constipation, par le Dr FROUSSARD.
Le Canal vagino-péritonéal, par le Dr P. VILLEMIN, chirurgien des hôpitaux.
La Médication phosphorée, par H. LABBÉ.
La Médication surrénale, par les Drs OPPENHEIM et LŒPER.
Les Médications préventives, par le Dr NATTAN-LARRIER.
La Protection de la Santé publique, par le Dr MOSNY.
L'Odorat et ses Troubles, par le Dr COLLET, agrégé à la Faculté de Lyon.
Traitement chirurgical des Néphrites médicales, par le Dr POUSSON.
Les Rayons N et les Rayons N_1, par le Dr BORDIER.
Trachéobronchoscopie et Œsophagoscopie, par le Dr GUISEZ.
Le Traitement de la Surdité, par le Dr CHAVANNE.
Moustiques et Fièvre jaune, par le Pr CHANTEMESSE et le Dr BOREL.
Technique de l'Exploration du Tube digestif, par le Dr René GAULTIER.
Les Traitements des Entérites, par le Dr JOUAUST.

CORBEIL. — Imprimerie ÉD. CRÉTÉ.

LES ACTUALITÉS MÉDICALES

Les Complications du Diabète et leur Traitement

PAR

R. LÉPINE
Professeur de Clinique médicale à l'Université de Lyon,
Correspondant de l'Institut,
Associé de l'Académie de Médecine.

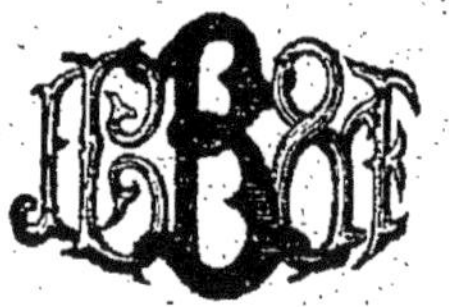

PARIS
LIBRAIRIE J.-B. BAILLIÈRE ET FILS
19, RUE HAUTEFEUILLE, 19

1906

LES

COMPLICATIONS DU DIABÈTE

ET LEUR TRAITEMENT

INTRODUCTION

Il est exceptionnel que, pendant la durée plus ou moins longue d'un diabète sucré (1), il ne survienne pas quelque complication. Souvent elle apparaît à une période déjà avancée de la maladie; parfois elle est assez précoce pour déceler un diabète resté latent.

Les complications que l'on rencontre chez les diabétiques sont nombreuses et variées. Nous traiterons d'abord de la plus importante, l'acétonémie. De cette dernière, nous rapprocherons la lipémie, relativement très rare et d'un intérêt moindre, mais qui, comme elle, dépend directement d'un vice de nutrition inhérent au diabète. — Puis nous décrirons les lésions organiques qui sont la conséquence de la *dyscrasie* diabétique, et particulièrement de l'acétonémie. Ces lésions siègent sur le rein, le cœur, les vaisseaux, les nerfs, les organes des sens, etc. Quelques-unes peuvent être *antérieures* au diabète, par exemple l'artériosclérose. Dans ce cas, elles ne dépendent évidemment pas de lui, mais, en fait, elles le compliquent et sont, à leur tour, la

(1) Voy. LÉPINE, Le diabète non compliqué et son traitement (*Actualités médicales*, Paris, 1905).

source de complications ; ainsi l'artériosclérose peut produire une gangrène, un ramollissement du cerveau, etc.

Plusieurs de ces lésions, dont la production est certainement favorisée par la dyscrasie diabétique, sont surtout causées par l'intervention de microbes ayant trouvé dans un milieu hyperglycémique un terrain favorable à leur développement. Les phlegmons gangréneux, les suppurations, la phtisie des diabétiques ressortissent à cette catégorie de complications.

Viennent ensuite les complications *accidentelles* du diabète, la syphilis, les maladies aiguës, la grossesse. Comme transition entre ces complications purement accidentelles et les précédentes, nous placerons le cancer, dont le développement paraît favorisé par le terrain diabétique.

I. — COMPLICATIONS DYSCRASIQUES

L'hyperglycémie n'est pas l'élément le plus pathogène de la dyscrasie diabétique. L'acétonémie est bien plus nocive ; nous l'étudierons en premier lieu ; puis nous dirons quelques mots de la lipémie.

1. — ACÉTONÉMIE OU DIATHÈSE ACIDE.

Dans l'urine d'un sujet sain, on ne peut déceler que des traces d'acétone (1). On en trouve beaucoup plus, on constate même l'existence de petites quantités des deux autres corps acétoniques (l'acide diacétique et l'acide β-oxybutyrique), dans l'urine des inanitiés, des fébricitants et des sujets soumis à l'action de certaines substances médicamenteuses ou toxiques (2). Chez les diabétiques, la proportion des corps acétoniques peut devenir considérable. L'acétone et l'acide diacétique, dosés en bloc, atteignent souvent plusieurs grammes en vingt-quatre heures, et l'acide β-oxybutyrique 30 grammes, parfois même beaucoup plus (3).

(1) Quant à l'acide diacétique et à l'acide β-oxybutyrique, ils font défaut dans l'urine des sujets sains. Schwarz n'a pu constater la présence d'acide oxybutyrique chez eux, alors même que l'excrétion de l'acétone s'élevait à 0gr,61 par jour (Schwarz, *Deutsches Archiv für kl. Medicin*, 1903, LXXVI, p. 234).

(2) Parmi ces substances, il faut citer le chloroforme et l'éther. Or leur action acétonigène est à considérer avant de se décider à pratiquer l'anesthésie chez un diabétique.

(3) Voy. Magnus-Levy, *Archiv für exper. Pathol.*, 1899, XLII, p. 156.

1° PATHOGÉNIE DE L'ACÉTONÉMIE DIABÉTIQUE.

Ce serait une erreur de considérer l'acétonémie comme une complication accidentelle, *surajoutée* au diabète ; car presque tous les diabétiques, sinon tous, ont une disposition à devenir acétonémiques.

Pourquoi cette disposition?

Il paraît établi que, chez le sujet sain, les corps acétoniques se produisent en plus grande abondance, si l'organisme ne peut disposer d'une certaine quantité d'hydrates de carbone (80 grammes environ, par jour). Cette quantité constitue un *minimum indispensable*. Or le sujet atteint de diabète grave, par suite de son incapacité à utiliser convenablement les hydrates de carbone, se trouve dans la même situation que s'il en était réellement privé. De là une disposition fatale à l'acétonémie (1). On peut donc dire, sans exagération, que cette dernière est, en quelque sorte, inhérente au diabète grave.

Il ne faudrait pas, d'ailleurs, s'imaginer que la pathogénie de l'acétonémie chez les diabétiques est contenue tout entière dans le même processus acétonigène que chez le sujet sain. D'après Mohr (2), un diabétique qui *assimile* 120 à 150 grammes d'hydrates de carbone peut être acétonurique (3). Chez les diabé-

(1) Chez le diabétique léger, on tend à provoquer, comme chez le sujet sain, une acétonurie en le privant rigoureusement d'hydrates de carbone. C'est là un fait fort important et qu'il ne faut jamais perdre de vue dans le traitement du diabète.

(2) MOHR, *von Noorden's Sammlung klin. Abhandlungen*, Heft IV, 1904, p. 35.

(3) Ce fait peut à la rigueur s'expliquer (sans admettre une augmentation de la production des corps acétoniques) par le défaut de leur destruction dans l'économie.

tiques, Fleischer (1), von Iaksch (2), Wolpe (3), etc., ont vu l'abstinence *absolue* des hydrates de carbone faire diminuer l'acétonurie; et, d'autre part, quelques faits montrent que l'ingestion d'hydrates de carbone *peut* l'augmenter. Tel est celui d'Elischer (4) : le malade, pendant une période de neuf jours sans hydrates de carbone, rendait en moyenne 36 grammes de sucre et près de 2 milligrammes d'acétone. Or, pendant une période de cinq jours, où il ingérait 50 à 100 grammes de pain, le glucose s'est élevé à 82 grammes, et l'acétone à $4^{mgr},5$. Pour ceux qui admettent, avec Geelmuyden, que les corps acétoniques dépendent du dédoublement de la graisse, les résultats précédents s'expliquent en admettant que le glucose du pain, comme dans l'expérience d'Hanriot (5), a produit de la graisse.

Influence de la graisse sur l'acétonémie diabétique. — Chez l'homme sain, l'ingestion de graisse, même en excès, n'augmente pas l'acétonurie physiologique. On a donc des raisons de penser qu'elle n'augmente pas l'acétonémie. Il n'en est pas de même chez le diabétique (6), ainsi que l'ont vu Schwarz (7), Lœb (8), Hesse (9), etc. Il existe d'ailleurs, à cet égard, de remarquables différences individuelles, que j'ai sou-

(1) Fleischer, *Deutsche medicin. Wochenschr.*, 1879.

(2) Von Iaksch, Ueber Acetonurie und Diaceturie, 1885.

(3) Wolpe, *Archiv für exper. Pathol.*, 1886, XXI, p. 147 et suivantes.

(4) Elischer : *in* Maly, *Jahresb.*, 1900, p. 893 ; et Müller, *Fortschritte der Med.*, 1902, n° 16.

(5) Hanriot, *C. R. de l'Acad. des Sciences*, 1892.

(6) Toutefois, d'après Waldvogel, l'ingestion de 100 grammes d'huile n'augmente pas *toujours* l'acétonurie.

(7) Schwarz, *Verhandlungen der XVIIIe Congresses für innere Medicin*, 1900.

(8) Loeb, *Centralbl. für Stoffwechsel und Verdauungskr.*, 1902.

(9) Hesse, *Zeitsch. für kl. Med.*, 1902, XLV, p. 258.

vent eu l'occasion de remarquer, et il ne faut pas croire que 100 grammes de telle graisse équivalent à 100 grammes de telle autre. On sait, par exemple, que le beurre est particulièrement acétonigène.

Dans un cas de Schwarz, 330 grammes de graisse, donnés en une seule fois, ont augmenté l'acétone urinaire, le premier jour de $4^{mgr},2$, le second de $2^{mgr},5$, le troisième de $1^{mgr},7$, et le quatrième de $1^{mgr},4$. On voit que l'effet d'une seule ingestion dure plusieurs jours. Une dose journalière de 200 grammes de graisse de bœuf, continuée pendant trois jours, a fait monter l'excrétion de l'acétone, le premier jour de $1^{gr},06$ à $2^{gr},03$, et le jour suivant à $2^{gr},04$ (1). Malheureusement, ces chiffres n'ont qu'une valeur relative, parce qu'on n'a pas dosé l'acide β-oxybutyrique.

Dans certains cas, au moins, l'ingestion *modérée* de graisse n'augmente pas l'acétonurie diabétique : Weintraud (2), Sandmeyer (3), Hagenberg (4) citent même des cas où un régime composé exclusivement de viande et de graisse a fait *diminuer* l'acétonurie ; mais de tels cas sont fort rares; et, tandis que la graisse, chez l'homme sain, peut, exceptionnellement d'ailleurs, diminuer l'acétonurie (Hagenberg), je ne connais pas un seul fait prouvant que la graisse seule ait amené ce résultat chez un diabétique.

En résumé, une des causes de l'acétonémie chez le diabétique, comme chez le sujet sain, est le manque d'une certaine quantité d'hydrates de carbone. Il ne faut donc pas l'en priver d'une manière absolue. Mais

(1) SCHWARZ, *Prager med. Woch.*, 1901, p. 26.
(2) WEINTRAUD, *Archiv für exper. Pathol.*, 1894, XXXIV.
(3) SANDMEYER : *in* KÜLZ'S, *Klin. Erfahrungen*, Iéna, 1899.
(4) HAGENBERG, *Centralbl. für Stoffwechsel und Verdauungskr.*, 1900, I, p. 33.

cette cause n'est pas la seule ; et, parmi les autres, on doit particulièrement invoquer le défaut de destruction des corps acétoniques.

Relations entre les trois corps acétoniques. — Dans l'urine d'un certain nombre de diabétiques, on ne trouve que de l'acétone ou de l'acide diacétique. Chez quelques-uns, il existe, en outre, de l'acide β-oxybutyrique. Il n'est pas sans intérêt de savoir quelles relations existent entre les corps acétoniques. D'après quelques auteurs, les courbes figurant la quantité de chacun de ces corps dans l'urine sont parallèles ; d'autres ont cru remarquer entre eux un rapport inverse. On comprend que les deux éventualités puissent se présenter : si la formation de l'acide β-oxybutyrique et son dédoublement se font d'une manière régulière, il y aura parallélisme des courbes de l'acétone et de l'acide oxybutyrique. Supposons maintenant que la formation seule, ou le dédoublement seul de ce dernier éprouvent une brusque modification, la courbe de son excrétion ne sera plus parallèle à celle de l'acétone. Voilà pourquoi des dosages ne portant que sur l'acétone ne permettent pas de juger la marche d'une acétonémie.

L'abondance de l'acide diacétique dans l'urine, chez un acétonémique, dépend aussi de conditions particulières et contingentes. Albertoni a noté que, si on ingère à un chien de l'acide diacétique, on ne trouve dans son urine que de l'acétone, à moins qu'on lui administre concurremment du bicarbonate de soude (1). Ainsi, chez un malade dont l'urine *acide* renferme seulement de l'acétone, on ne peut affirmer que le sang ne renferme pas d'acide diacétique.

(1) ALBERTONI, *Archives italiennes de Biologie*, V, p. 94.

Rapports entre l'acétone de l'urine et l'acétone de l'air expiré. — En général, lorsque l'excrétion de l'acétone est forte, la quantité qui passe par l'urine l'emporte de beaucoup sur celle qui est excrétée par le poumon. Il n'existe d'ailleurs aucun parallélisme entre les quantités éliminées par ces deux voies : ainsi, un diabétique de Waldvogel (1) excrétait un jour $1^{gr},5$ d'acétone par le rein ; il n'en excrétait point par le poumon. Le lendemain, on trouvait 1 gramme d'acétone dans l'urine et $0^{gr},5$ dans l'air expiré. Puis, quelques jours après, $1^{gr},3$ d'acétone dans l'urine et 0 gramme dans l'air expiré. Pour expliquer ce défaut de parallélisme, Schwarz (2) fait remarquer que, dans le diabète grave, le sang peut à la fois renfermer peu d'acétone et beaucoup d'acides β-oxybutyrique et diacétique, qui donnent naissance à de l'acétone seulement dans le rein. Waldvogel croit que la prédominance relative de l'acétone urinaire indique une mauvaise utilisation des hydrates de carbone (3). Au point de vue clinique, il ne serait donc point sans intérêt d'étudier l'excrétion comparée de l'acétone par le poumon et par le rein (4).

De l'oxydation des corps acétoniques chez le diabétique. — Quelques expériences de Waldvogel tendent à prouver que l'ingestion de 5 grammes d'acide oxybutyrique chez l'homme sain n'augmente l'excrétion de l'acétone, ni dans l'urine, ni dans l'air expiré (5). Il n'en est pas de même chez le diabétique, surtout chez le

(1) Waldvogel, *Die Acetonkörper*, Stuttgart, 1903, p. 237.
(2) Schwarz, *Verhandlungen der XVIIIe Congresses für innere Medicin*, 1900.
(3) Waldvogel, *loc. cit.*, p. 209.
(4) Elischer junior, *Orvosi Hetilap*, 1901. Analyse in *Centralbl. für med. Wiss.*, 1903, p. 475.
(5) Waldvogel, *loc. cit.*, p. 237.

diabétique grave. Cela montre que, chez ce dernier, les produits de dédoublement de l'acide oxybutyrique ne sont pas détruits, comme chez l'homme sain.

Dans l'état fébrile, état rare, comme on sait, chez le diabétique, diverses actions antagonistes entrent en jeu : la fièvre, en augmentant les oxydations, favorise la destruction des corps acétoniques, et le défaut d'alimentation tend à diminuer leur formation (1). Mais, d'autre part, la consomption fébrile accroît cette dernière. Aussi voit-on d'habitude, chez le diabétique fébricitant, une augmentation de l'acétonurie.

2° SYMPTOMATOLOGIE DE LA DIATHÈSE ACÉTONÉMIQUE.

L'acétone, l'acide diacétique et l'acide oxybutyrique ne possèdent qu'une faible toxicité. Cela résulte d'un grand nombre d'expériences.

D'après Rörig (2), l'ingestion d'acétone, à la dose de 10 centigrammes par kilogramme, ne produit pas chez l'homme sain de symptômes bien appréciables. Avec une dose double (c'est-à-dire 12 grammes pour un homme de 60 kilogrammes), on observe de l'ivresse.

Il en est de même avec l'acide diacétique : Frerichs en a fait ingérer à des sujets sains jusqu'à 40 grammes, sans provoquer d'autres symptômes que de l'acétonurie et une odeur aromatique de l'haleine. Les expériences d'Albertoni et de von Iaksch, chez l'animal, ont donné les mêmes résultats (3).

(1) Nous avons déjà fait remarquer que l'inanition amène l'acétonurie chez l'homme sain et la diminue chez le diabétique.

(2) RÖRIG, *Inaug. Dissertat.*, Würzburg, 1898.

(3) Voy. toutefois les expériences d'Albertoni sur les effets de l'acide lévulinique (citées par VON IAKSCH, Die Acetonurie und Diaceturie, p. 134).

Quant à l'acide β-oxybutyrique, nombre d'expériences prouvent qu'il est bien peu toxique, à moins qu'on ne l'administre à dose excessive. L'ingestion de 10 grammes à un homme sain, ou à un diabétique, reste sans effet sensible. Chez le lapin, Waldvogel a vu l'injection sous-cutanée de 1 gramme de cet acide suivie d'une néphrite hémorragique (1) ; mais on peut se demander si une autre cause n'est pas intervenue.

En résumé, l'acétone, à dose modérée, ne produit guère que de l'ivresse, et les acides diacétique et β-oxybutyrique ne paraissent causer d'autres symptômes que ceux qui résultent de leur acidité. Leur saturation amène l'appauvrissement de l'économie en bases minérales et l'augmentation de la production d'ammoniaque.

Boussingault avait observé, il y a fort longtemps, que l'urine diabétique pouvait renfermer jusqu'à 1gr,6 d'ammoniaque par litre, ce qui fait plusieurs grammes par jour. Mais cette importante constatation passa inaperçue, jusqu'au moment où les travaux des élèves de Schmiedeberg firent connaître le rôle de cette base dans la défense de l'économie contre les acides. Dès lors, l'étude approfondie de l'ammoniurie diabétique fut poursuivie par Hallervorden (2), Stadelmann (3), Wolpe (4), Naunyn (5), Külz, etc.

L'ouvrage posthume de Külz nous fournit sur ce point des documents précieux, l'ammoniaque ayant été dosé dans l'urine de 662 diabétiques.

Sur ce nombre, 359 appartenaient à la forme

(1) Waldvogel, *loc. cit.*, p. 257.
(2) Hallervorden, *Archiv für exper. Pathol.*, 1880, XII, p. 237.
(3) Stadelmann, *Archiv für exper. Pathol.*, 1883, XVII, p. 419.
(4) Wolpe, *Archiv für exper. Pathol.*, 1886, XXI.
(5) Naunyn, Der Diabetes, p. 180.

légère, c'est-à-dire qu'ils cessaient d'être glycosuriques par le régime carné. Chez ces malades, la moyenne de l'excrétion de l'ammoniaque était très peu supérieure à la normale.

Chez 152 diabétiques appartenant à la forme grave, la moyenne était plus élevée. Il semble donc certain qu'on rencontre, d'une manière générale (et sauf des exceptions dont il faut tenir compte), une augmentation de l'excrétion de l'ammoniaque dans les formes graves du diabète, quand la dyscrasie acide est bien prononcée (1).

Une autre anomalie de l'urine dans la diathèse acide est l'augmentation de la proportion de la chaux. Elle s'explique par une exagération de la désassimilation osseuse (2).

D'autres modifications de l'urine sont encore à prévoir suivant la nature de l'intoxication acide, et, à cet égard, les belles recherches de Desgrez (3) me paraissent ouvrir des horizons nouveaux.

(1) L'hyperammoniémie, qui existe nécessairement dans les cas où il y a excès de sels ammoniacaux dans l'urine, peut-elle produire des accidents chez le diabétique? Cela est bien difficile à admettre; car, d'après les recherches de Marfori (Marfori, *Archiv für exper. Pathol.*, 1893, XXXIII, p. 71), un chien supporte l'injection dans une veine, en l'espace d'une heure, de 29 milligrammes de carbonate d'ammoniaque.

Si l'on admet que la toxicité des sels ammoniacaux est la même chez l'homme, ce dernier pourrait excréter, par heure, sans être incommodé, plus de 1 gramme de carbonate d'ammoniaque, c'est-à-dire une quantité *plus que double* de celle qui a été trouvée dans les cas extrêmes chez les diabétiques.

(2) Frerichs, Der Diabetes, p. 143. Frerichs dit avoir souvent remarqué que « chez les diabétiques les os présentent une légèreté extraordinaire » ; il s'étonne que Schultzen ait trouvé normal, à l'analyse chimique, la composition de ces os. Mais il est possible que leur légèreté tienne exclusivement à une raréfaction du tissu osseux, sans modification de sa composition chimique.

(3) Desgrez et Quende, *C. R. de la Société de Biologie*, 25 mars 1905, et *C. R. de l'Acad. des Sciences*, 29 mai 1905.

En somme, à l'exception de l'odeur de l'haleine, les principaux signes de la diathèse acide, tant qu'elle reste modérée, sont des symptômes urinaires; et, sauf la réaction de Gerhardt, qui s'obtient facilement, et en quelques secondes, ils demandent à être *recherchés* par un chimiste *compétent*. Il faut, en effet, une certaine pratique pour doser exactement l'acétone, l'ammoniaque, la chaux et l'acide oxybutyrique. *En général*, la diathèse acide existe déjà depuis un certain temps quand l'apparition de certains symptômes cliniques attire sur elle l'attention. Les plus évidents et les plus graves de ces symptômes sont ceux que l'on a groupés dans un syndrome connu sous le nom de *coma diabétique*. Nous les étudierons plus loin avec le soin qu'ils méritent.

3° TRAITEMENT DE L'ACÉTONÉMIE.

Au premier abord, il peut sembler facile de traiter l'acétonomie c'est-à-dire une diathèse acide, en neutralisant les acides de l'économie par une dose suffisante de bicarbonate de soude. Ce traitement, évidemment rationnel, a, dans un grand nombre de cas, rendu les plus grands services; mais il est purement symptomatique, et il y aurait incontestablement avantage à s'adresser au vice de la nutrition qui cause l'acétonémie. Se fondant sur des considérations théoriques intéressantes, mais que je n'ai pas cru devoir reproduire, parce qu'elles ne paraissent pas suffisamment fondées, Fiquet a conseillé l'usage des phénols (1) : j'ai moi-même essayé les hyposulfites, et l'urotropine, qui agit, comme on sait,

(1) FIQUET, *Journal de phys. et de path. gén.*, sept. 1900, et *Presse méd.*, 1901. — Voy. aussi l'article où j'expose la théorie de Sternberg (*Semaine méd.*, 1900, p. 399).

en dégageant du formol. Ces diverses tentatives n'ont pas donné jusqu'ici de résultats assez nets pour qu'on soit encouragé à les poursuivre.

Nous avons vu que les corps acétoniques proviennent, en partie au moins, de la graisse. D'où la conséquence que, chez l'acétonémique, la part des graisses dans l'alimentation doit être soigneusement réglée. Pollatschek (1) a vu diminuer une acétonurie chronique en restreignant la quantité des graisses ingérées. Mais, comme tous les acétonémiques ne se comportent pas de même vis-à-vis des graisses, il faut, dans chaque cas particulier, étudier par tâtonnement leur influence. On commencera par les exclure aussi complètement que possible de l'alimentation ; puis, si leur suppression fait cesser, ou tout au moins diminuer, l'acétonurie, on recherchera méthodiquement si certaines graisses sont tolérées et en quelle quantité. Le beurre surtout passe pour engendrer de l'acide β-oxybutyrique. Mais il n'y a rien de fixe à cet égard, et Lenné a rapporté des cas où l'ingestion de cette substance a été sans influence fâcheuse sur l'acétonurie (2).

Le plus souvent, il sera nécessaire de permettre aux malades une certaine quantité d'hydrates de carbone. Dans quelques cas, il conviendra de restreindre l'ingestion immodérée des viandes. On voit que le médecin devra s'inspirer des conditions variables dans lesquelles se trouve le malade et régler l'alimentation en conséquence. Il faut éviter tout parti pris. Nous connaissons fort mal la cause de l'acétonémie ; on ne peut donc la combattre que d'une manière empirique.

(1) Pollatschek (A.), *Zeitschrift für diaet. und physik. Therapie*, juillet 1904, VIII, p. 163.

(2) Lenné, *Zeitschrift für diaet. und physik. Therapie*, juillet 1904, VIII.

Quant aux médicaments, j'estime qu'on doit toujours prescrire l'usage du bicarbonate de soude à dose assez forte. Or, s'il est des estomacs qui tolèrent sans peine 20 grammes et même beaucoup plus de bicarbonate de soude par jour, d'autres sont beaucoup moins complaisants. On peut, pour ce motif, se trouver en présence de sérieuses difficultés. Quant au mode d'administration, il variera suivant le goût des malades : il en est qui l'acceptent volontiers dans 2 ou 3 litres de tisane; d'autres le préfèrent en cachets. Stadelmann a conseillé de neutraliser et même d'acidifier légèrement une solution de bicarbonate de soude avec de l'acide citrique, ce qui n'a pas d'inconvénient, les acides organiques se détruisant, comme on sait, dans l'économie.

En tout cas, il faut veiller à ne pas dépasser le but, car l'alcalinité de l'urine, surtout si les voies urinaires sont déjà le siège de quelque complication, pourrait avoir des conséquences fâcheuses.

2. — LIPÉMIE DIABÉTIQUE.

Chez la plupart des diabétiques, la graisse du sang ne paraît pas augmentée : on sait que le sang normal ne renferme guère que 1 à 2 p. 1000 de graisse. Or c'est précisément cette proportion qui a été trouvée dans plusieurs cas de diabète, soit léger, soit grave. Mais, exceptionnellement, l'aspect du sang diabétique est tout spécial : il prend une teinte chocolat au lait, et l'analyse chimique révèle une forte proportion de graisse : il existe une lipémie plus ou moins prononcée.

Bien que la lipémie soit absolument rare chez les diabétiques, incomparablement moins fréquente que l'acétonémie, je suis porté à penser que, comme cette dernière, elle dépend d'un trouble nutritif en relation directe avec le diabète, et qu'elle ne peut être considérée comme une complication accidentelle de cette maladie.

L'aspect laiteux du sang de certains diabétiques paraît avoir été remarqué depuis longtemps par divers auteurs (1); mais les observations anciennes sont discutables, et c'est surtout depuis une publication de Sanders et Hamilton (2) que l'attention a été attirée sur la lipémie diabétique. Ces auteurs attribuèrent la mort de leur malade à l'obstruction des capillaires par de la graisse. Peu après, les travaux sur cette question se multiplièrent (3). Coats rapporta l'observation de deux jeunes diabétiques ayant succombé en quelques heures, après avoir présenté une dyspnée intense et un pouls fréquent. A l'autopsie, un grand nombre de veines paraissaient injectées par une substance blanche, crémeuse, que l'examen a montré être de la graisse (4).

Mais on a remarqué avec raison que ces obstructions vasculaires n'étaient que des coagulations formées *post mortem* (5). En effet, il est hors de doute que

(1) D'après une indication de Nasse, que je n'ai pu vérifier, l'excès de graisse dans le sang du diabétique aurait été signalé, en 1799, par Marcet, d'Edimbourg; ce fait aurait été confirmé par Dobson, Rollo, Babington, Traille, Lecanu, etc.

(2) Sanders et Hamilton, Lipœmia and Fat Embolism in the fatal Dyspnœa and Coma of Diabetes (*Edinburgh med. Journal*, 1879, XXV, p. 47-57).

(3) Mackenzie, On the pathology of Diabetes, especially dealing with diab. Coma (*British med. Journal*, avril 1883, p. 665). — Windle, The morbid anatomy of Diabetes (*Dublin med. Journal*, août 1883). — Dreschfeld (*British med. Journal*, août 1886).

(4) Coats, *Glascow med. Journal*, 1889.

(5) Voy. Saudnby et Barling, Fat embolism (*Journal of Anat. and Physiol.*, 1882, XVI, p. 515), et Saudnby (*Lectures on Diabetes*, 1891, p. 146).

chez bon nombre de diabétiques la lipémie n'a elle-même déterminé aucun symptôme et n'a été décelée que fortuitement, soit par l'aspect spécial du sang extrait des vaisseaux (1), soit au moyen de l'ophtalmoscopie (2).

1° CARACTÈRES DU SANG LIPÉMIQUE.

Ces caractères ont été bien étudiés dans quelques cas récemment publiés, notamment chez un diabétique de Fischer (3).

Le sang de ce malade, âgé de vingt-six ans, ne renfermait que 696 d'eau p. 1 000 (au lieu de 780, chiffre normal). La densité était diminuée (1 014, au lieu de 1 046 à 1 067). La proportion de graisse était énorme (plus de 180 p. 1 000, au lieu de 1 à 2, chiffre normal). Elle était plus abondante dans le sérum que dans les globules. Sauf dans le cas de Neisser et Derlin (4),

(1) FRASER, *Edinburgh med. Journal*, 1882, XXVIII, p. 199. — FUCHTER, *Journal of the american med. associat.*, 1899, p. 1008. Le sérum centrifugé présentait de fines granulations, dont un certain nombre se colorait en noir par l'acide osmique. — FRASER (2e cas), *Transactions of the med. chirurg. Society of Edinburgh*, 1902-1903, XXII, p. 217, avec planches.

(2) HEYL, Intraocular Lipœmia (*Transactions of the american Society*, 1880, p. 54). — STARR, cité par PEPPER (*System of pract. Med.*, 1885, II, p. 207). — FRASER (2e cas), *loc. cit.* — V.-H. WHITE, *The Lancet*, 10 oct. 1903, avec une planche. Chez le malade de White (jeune homme de vingt-six ans), les vaisseaux de la rétine présentaient, à l'examen ophtalmoscopique, une couleur saumon.

(3) FISCHER (B.), Ueber Lipœmia und Cholesterœmie, etc. (*Virchow's Archiv.* 1903, CLXXII, p. 30 et 218).

(4) NEISSER (E.) et DERLIN, Ueber Lipœmia (*Zeitschrift für kl. Med.*, 1903, LI, p. 429). La proportion de graisse dans le sang atteignait, dans ce cas, 190 grammes p. 1 000. Le malade était âgé de vingt-deux ans et rendait plus de 200 grammes de sucre par jour.

cette proportion de graisse n'a pas été atteinte dans les cas récemment publiés. Ainsi elle ne dépassait pas 160 grammes dans le cas de Fraser (1) (jeune homme de dix-sept ans) ; 150 p. 1 000 *dans le sérum*, chez le malade de Stadelmann (2), âgé de vingt-trois ans ; 64 grammes dans le cas de Zaudy (3), etc.

Quant à la composition chimique de la graisse du sang, on peut dire, d'une manière générale, qu'elle est constituée par de l'oléine, pour les deux tiers, et qu'elle renferme assez peu d'acides gras libres. Dans le cas de Fischer, la cholestérine était augmentée d'une manière extraordinaire ; elle atteignait 5 grammes p. 1 000 de sang (environ le décuple de la proportion normale).

2° CAUSES DE LA LIPÉMIE DIABÉTIQUE.

Il existe une lipémie *alimentaire* physiologique. Dans certains cas, cette lipémie dépasse les limites ordinaires : Bleibtreu a trouvé jusqu'à 60 p. 1 000 de graisse de sang d'oies grasses (4). Chez l'homme obèse, mais surtout chez l'alcoolique, la lipémie alimentaire peut être très forte (5). Il en est de même dans le diabète grave. Ce fait semble indiquer que, dans ce cas, le pouvoir lipolytique du sang est

(1) FRASER (2e cas), *loc. cit.*

(2) STADELMANN, Ueber Lipœmia bei Diabetes m. (*Deutsche med. Woch.*, 4 déc. 1902, *Vereinsbeiläge*).

(3) ZAUDY, Beiträge zur Lehre von der Lipœmia, etc. (*Deutsches Archiv für kl. Med.*, 1901, LXX, p. 301). Le sang recueilli sur le cadavre n'a donné que 34 grammes.

(4) BLEIBTREU, *Pflueger's Archiv*, 1894, LVI, p. 464-66.

(5) Voy. SCHWARZ, Ueber den Fettgehalt des Blutes (74e *Versammlung deutscher Naturforscher*, 1902).

diminué (1). Cette hypothèse est d'autant plus admissible qu'il est difficile de supposer une augmentation de la *lipogénie* chez les diabétiques, l'expérience d'Hanriot prouvant que, chez eux, la formation de la graisse (aux dépens des hydrates de carbone) ne se produit pas comme à l'état normal (2).

Le traitement de la lipémie est à peu près nul ; car nous n'avons pas le moyen d'augmenter le pouvoir lipolytique. L'interdiction de la graisse aux lipémiques aurait certainement peu d'influence sur l'état de leur sang.

(1) On sait qu'Hanriot a découvert dans le sérum sanguin un ferment (lipase) qui dédouble la monobutyrine. La découverte d'Hanriot a été confirmée par Pflueger, Henriquez, etc. — Voy. HANRIOT, *C. R. de la Société de Biologie*, 1902, p. 182. — POTTEVIN, *C. R. de l'Acad. des Sciences*, 23 mars 1903, p. 767. — GARNIER (Ch.). *C. R. de la Société de Biologie*, 1903, p. 1094 et 1425. — Dans la dernière de ces notes, Garnier dit que le sang de plusieurs diabétiques était *hyperlipasique*, et que celui d'un diabétique maigre était *hypolipasique*.

(2) D'après Hanriot (HANRIOT, *C. R. de l'Acad. des Sciences*, 1892), si on fait ingérer à un homme sain 100 grammes de glucose en dissolution dans de l'eau, le quotient respiratoire peut *dépasser* l'unité, ce qui ne peut guère s'expliquer que par une formation de graisse aux dépens du glucose. Or, chez le diabétique grave, le quotient reste *bien au-dessous* de l'unité, même après une abondante ingestion de sucre. Ce fait, établi par Hanriot, a été confirmé par Weintrand et plusieurs autres expérimentateurs.

II. — COMPLICATIONS VISCÉRALES DE CAUSE DYSCRASIQUE

La dyscrasie diabétique produit des troubles fonctionnels et des lésions viscérales. Nous les étudierons dans les divers appareils rénal, cardio-vasculaire, nerveux, etc.

1. — COMPLICATIONS RÉNALES.

Elles sont très communes. On peut même dire que, vu la polyurie, l'état du rein diabétique n'est jamais rigoureusement sain : sur 36 diabétiques, dont j'ai fait moi-même l'autopsie, un seul sujet (jeune fille de dix-sept ans) avait des reins d'un poids inférieur à 300 grammes. Les reins des 35 autres, au point de vue macroscopique, se décomposaient de la manière suivante :

1° Reins de 300 à 350 grammes..................	11
2° Reins dépassant 400 grammes, mais se trouvant dans un rapport à peu près normal de poids avec la rate et le foie, chez des sujets à organes gros..	8
3° Reins au-dessus de 380 grammes, et trop gros par rapport au cœur, au foie et à la rate......	10
4° Reins atteints d'une néphrite chronique évidente..	5
5° Rein avec abcès...................................	1

Ainsi, dans 80 p. 100 de mes cas, les reins étaient trop gros (1). Ajoutons que, chez un certain nombre

(1) Parmi les cinq cas de néphrite chronique, il n'y avait pas non plus de petits reins.

d'entre eux, la capsule était plus ou moins adhérente. Un rein macroscopiquement normal est donc l'exception dans le diabète.

1° LÉSIONS HISTOLOGIQUES.

L'examen microscopique d'un rein diabétique permet presque toujours d'y décéler diverses altérations de l'épithélium, et, principalement dans le cas où la glycosurie est abondante, une lésion spéciale fort curieuse.

Lésion d'Armanni-Ehrlich. — Cette lésion, qui est localisée au niveau des anses de Henle, a été signalée incidemment, et d'une manière d'ailleurs peu exacte, par le professeur Armanni. Chez un diabétique, dans les tubes droits de la région médullaire, il a vu des cellules épithéliales transformées en grosses vésicules transparentes (1).

La même altération a été aussi indiquée par le professeur Ebstein, (2). « Dans son cas, la lésion se trouvait limitée à une portion spéciale des canalicules urinifères, la *zone limitante* de Henle. Elle portait sur la branche grêle et sur la branche large à épithélium sombre de l'anse. » Les noyaux cellulaires étaient bien conservés ; mais un certain nombre de cellules étaient très tuméfiées. Il la désigne par le nom de *gonflement diabétique de l'épithélium rénal*, qui a, dit-il, sur celui de dégénérescence hyaline, proposé par Armanni, l'avantage de ne rien préjuger quant à la nature de l'altération.

Un peu plus tard, Ebstein a, de nouveau, insisté sur

(1) CANTANI, Le Diabète sucré (Trad. franç., par CHARCOT), Paris, 1876, p. 337, 344, et Pl. III, fig. 6.

(2) EBSTEIN, Ueber Drusenepithelnekrosen bei Diabetes mellitus *Deutsches Arch. für kl. Med.*, 1881, XXVIII, p. 143).

cette lésion (1), qui a été aussi mentionnée par Ferraro (2). Cet auteur croit qu'elle est due moins aux qualités anormales du sang et de l'urine qu'au trouble apporté à la nutrition des épithéliums par l'altération des vaisseaux. Mais cette interprétation est erronée, ainsi que l'ont montré Ehrlich (3) et Straus (4).

Étudiant la diffusion de la matière glycogène dans l'économie des diabétiques, Ehrlich reconnut avec la gomme iodée (5) que la lésion, dite hyaline, des anses de Henle est, en réalité, une *infiltration* des cellules épithéliales par de la matière glycogène. Elle serait, d'après lui, presque constante dans le diabète et pathognomonique de cette maladie. Il l'attribue à l'*anhydrisation* du sucre de l'urine résorbé par les cellules des tubes, au point où ils sont le plus étroits.

D'après Straus, cette infiltration serait moins constante que ne l'avait pensé Ehrlich, et le sucre qui produit, par anhydrisation, la matière glycogène, proviendrait non de l'urine, mais du sang. Il a été conduit à cette idée par le fait que, précisément au niveau des anses, de très gros capillaires sont interposés entre les tubes.

Quoi qu'il en soit, la lésion d'Armanni-Ehrlich est

(1) EBSTEIN, Weiteres über Diabetes mellitus (*Deutsches Archiv für kl. Med.*, 1882, XXX, p. 1).

(2) FERRARO (P.), Nuove Ricerche sulle alterazioni degli organi nel Diabetes (*Il Morgagni*, 1883, p. 71).

(3) EHRLICH, Ueber das Vorkommen von Glycogen im Diabetes und in normalen Organ (*Zeitschrift für kl. Med.*, 1883, VI, p. 33).

(4) STRAUS, Contribution à l'étude des lésions histologiques du rein dans le diabète sucré (*Archives de Physiol.*, 1885, II, p. 344, et 1887, II, p. 76).

(5) En employant le réactif de van Giesen, Marthen (MARTHEN, *Virchow's Archiv* 1894, CXXXVIII, p. 156) dit avoir constaté, dans un cas, que la matière glycogène était supportée par une substance hyaline qui ne prenait pas la coloration du glycogène.

bien une infiltration de matière glycogène. Elle ne se révèle par aucun symptôme.

Lésions des tubes contournés. — Bien différente est la lésion des tubes contournés décrite par Ebstein (1) et d'autres, et qui consiste dans une nécrose de coagulation, plus ou moins prononcée, de l'épithélium des tubes contournés. Cette lésion n'est nullement spéciale au diabète. D'après Albertini et Pisenti (2), on pourrait la produire expérimentalement, en administrant à des lapins de l'acétone ou de l'acide diacétique.

Fichtner (3) a rencontré chez un diabétique mort dans le coma une dégénération graisseuse de l'épithélium des tubes contournés. Cette lésion n'est pas sans importance pathogénique. En diminuant le pouvoir dépurateur du rein, elle peut contribuer à la production du coma. En tout cas, elle ne paraît pas spéciale au diabète.

2° ALBUMINURIE.

Thénard et Dupuytren (4) ont considéré comme favorable l'apparition de l'albuminurie dans l'urine des diabétiques. Mais Rayer (5) et quelques-uns de ceux qui se sont occupés de la question, notamment Bence-Jones (6), ont rectifié cette erreur. Plus récemment, les auteurs ont émis sur cette complication des opinions contradictoires. Plusieurs, — et non des moindres, —

(1) Ebstein, *Deutsches Archiv für kl. Med.*, 1881, XXVIII.

(2) Albertini et Pisenti, *Archivio per le scienze Med.*, 1887, XI, p. 129.

(3) Fichtner, *Virchow's Archiv* 1888, CXIV, p. 400, et *Deutsches Archiv für kl. Med.*, 1889, XLV, p. 122.

(4) Thénard et Dupuytren, *Bull. de la soc. de la Faculté de méd. de Paris*, 1806, p. 41.

(5) Rayer, Traité des maladies des reins, II, p. 223, et *Bull. de la Soc. de Biol.*, 1851.

(6) Bence-Jones, *Med. Times and Gazette*, fév. 1854, p. 102.

Frerichs entre autres, ne la considèrent pas comme fréquente. La plupart sont d'un avis opposé : Külz (1), sur les 680 diabétiques dont il a rapporté l'observation, dit l'avoir observée chez 540, à *chacun de ses examens* (c'est-à-dire chez 79 p. 100) et, d'une manière accidentelle, chez un certain nombre des 140 autres. Mais l'albumine atteignait (ou dépassait) 1 gramme par litre, chez un dixième seulement, et, chez les deux tiers elle n'était décelée que par une simple *opalescence*. Il n'est donc pas surprenant que d'autres observateurs, moins méticuleux, aient considéré l'albuminurie comme peu commune chez les diabétiques.

En fait, d'après mon observation personnelle, — et d'après Külz lui-même, — une albuminurie *notable* ne se rencontre guère que chez 8 à 10 p. 100 des diabétiques. Elle dépend le plus souvent d'une néphrite, soit antérieure au diabète, soit causée par l'acétonémie. Dans le cas de diabète grave, mais indépendamment de l'albuminurie brightique, il est incontestable qu'on rencontre parfois chez les diabétiques une albuminurie qui paraît plutôt dépendre de conditions vasculaires, en raison des variations singulières qu'elle présente.

On peut en effet, pendant une période plus ou moins longue, observer une albuminurie intense et une glycosurie faible ; puis, inversement, pendant une autre période, une albuminurie faible et une glycosurie intense. Il peut donc exister une véritable *alternance* de l'albuminurie et de la glycosurie, c'est-à-dire qu'à certains moments l'urine ne renferme que du sucre ou que de l'albumine, à l'exclusion de l'autre principe.

Chez quelques-uns de ces malades, l'influence du régime est évidente : si, dans leur alimentation, ils

(1) KÜLZ (E.). *Klinische Erfahrungen*, p. 452-453.

remplacent les féculents par la viande, la période albuminurique survient; et, s'ils usent largement de féculents, ils redeviennent surtout glycosuriques; mais, chez quelques autres, l'élément nerveux paraît être le plus important. Des faits de ce genre ont été rapportés par B. Teissier (1), et j'en ai observé moi-même plusieurs, dont un très net, chez une femme hystérique (2).

Il faut distinguer de ce diabète *alternant* les cas dans lesquels l'albuminurie augmente par le progrès de la néphrite, en même temps que diminue la glycosurie, par suite de la cachexie et aussi à cause de l'imperméabilité du rein (3).

On a remarqué que, dans le diabète traumatique, l'albuminurie est particulièrement fréquente. Ce fait tend à prouver qu'elle est de cause nerveuse chez certains diabétiques.

On observe aussi chez d'autres une albuminurie qui paraît plutôt dyscrasique que brightique. En somme, l'albuminurie dans le diabète a une pathogénie très complexe, qu'il faut, pour chaque cas particulier, s'efforcer de débrouiller si l'on veut porter un pronostic exact et instituer un traitement convenable (4).

(1) Teissier (B.), *Gazette hebdomadaire*, 1877, p. 616. Voy. surtout les observations III et IV.

(2) Lépine, Le Diabète non compliqué et son traitement, Paris, 1905, p. 18-19.

(3) En même temps, l'hyperglycémie peut augmenter, en raison de la rétention du sucre dans le sang, à moins que la glycogénie soit fort réduite.

(4) La bibliographie de l'albuminurie diabétique est considérable. Je me borne à l'indication des travaux les plus importants parus dans ces dernières années :

Lancereaux, *Bulletin de l'Académie de Méd.*, 1892, p. 522. — Salles, Thèse de Lyon, 1893. — Bussière, Thèse de Paris, 1893. — Gondard, Thèse de Paris, 1897. — Maragliano, *Gazzetta degli Osped.*, 5 mars 1899. — Schupfer, *Congrès italien de méd. intern.*, oct. 1899.

3° DES CYLINDRES.

Cantani (1), Ebstein (2), Frerichs (3), E. Külz et ses élèves (4) ont donné d'utiles renseignements sur la fréquence des cylindres dans l'urine des diabétiques. La statistique de Külz porte sur 691 malades (dont la moitié environ étaient des diabètes légers). Chez 64 p. 100, il existait des cylindres. La proportion est encore plus forte dans les cas graves. Elle augmente chez les malades qui passent du régime mixte au régime carné.

4° TRAITEMENT.

La néphrite est une complication fâcheuse du diabète. Elle augmente singulièrement les difficultés du traitement. Dans le cas où le régime du malade a été surtout carné, il faudra diminuer la viande dans la mesure du possible et la remplacer, — à moins de contre-indication, — par le lait. La contre-indication principale du lait résulte de sa teneur en lactose, grâce à laquelle un diabétique peut rarement, sans augmenter la glycosurie, en tolérer plus de 1 litre à 1 litre et demi. Il est cependant des cas où un diabétique s'est bien trouvé de prendre 2 litres et même davantage. Mais ces cas sont exceptionnels. Quant aux laits artificiels, c'est-à-dire privés de lactose, ils ne sont pas, en

— HERZOG, *Deutsche med. Wochenschr.*, 1899, p. 526. — VAS, *Orvosi hetilap*, 1903, et *Wiener klin. Woch.*, 1904, n° 30. — ELLIOTT, *Journal of the Amer. Med. Association*, 1903, n° 6. — PAVY, *The Lancet*, nov. 1903.

(1) CANTANI, *Le diabète sucré et son traitement diététique*, trad. de CHARCOT, Paris, 1876.

(2) EBSTEIN, *Deutsches Archiv fur kl. Med.*, 1881, XXVIII.

(3) FRERICHS, *Zeitschrift für kl. Med.*, VI, et *Ueber des Diabetes*, p. 247.

(4) KÜLZ (E.), *Klinische Erfahrungen*, p. 454.

général, bien acceptés, à cause de leur mauvais goût, et, d'ailleurs, il n'est pas prouvé qu'en raison de la caséine, mal supportée par certains diabétiques, ils ne puissent aussi être nuisibles (1). Le régime idéal du diabétique atteint de néphrite, celui qui diminue l'albuminurie sans augmenter la glycosurie, est en général fort difficile à régler.

2. — COMPLICATIONS CARDIAQUES.

Les lésions des orifices sont tout à fait exceptionnelles chez les diabétiques. Il n'en est pas de même de celles du myocarde ; mais la diathèse arthritique contribue pour une grande part à leur production.

La plus commune est l'atrophie, avec pigmentation des fibres musculaires. Voici les résultats de l'examen *post mortem* du cœur chez 36 diabétiques de ma clinique :

Cœurs petits (au-dessous de 270 grammes pour les hommes et de 250 grammes pour les femmes	17
Cœurs gros	14
Cœurs normaux	5

Parmi les 14 cœurs dont le poids dépassait la normale, il faut faire des distinctions : dans quelques cas, les reins étaient plus ou moins brightiques ; dans d'autres, il y avait artériosclérose, ou athérome de l'aorte. Enfin, dans 5 cas, l'hypertrophie devait être rapportée à une hypertrophie générale des organes ; car le foie, les reins, etc., étaient plus gros qu'ils ne devaient être, eu égard à la taille des sujets.

Quant aux 17 cœurs de petit volume, 8 appartenaient à des phtisiques. Restent 9, c'est-à-dire 25 p. 100,

(1) Lépine. Le Diabète non compliqué et son traitement, 1905, p. 73.

chez lesquels on remarquait une dégénérescence du myocarde, sans que la phtisie, ou quelque autre complication, intervînt. On doit donc conclure que, chez un certain nombre de diabétiques, il se produit une dégénérescence du myocarde avec atrophie de l'organe.

Ce fait anatomique est d'accord avec l'observation clinique : le cœur est assez souvent faible chez les diabétiques (1).

Divers symptômes cliniques le démontrent, notamment la tendance à l'embryocardie et l'augmentation du nombre de pulsations quand le malade passe de la station horizontale à la station debout, etc.

3. — COMPLICATIONS VASCULAIRES.

Artériosclérose. — L'artériosclérose est très commune chez les diabétiques ; mais, chez la plupart, elle est antérieure au diabète, ou bien elle est indépendante de cette maladie. En effet, les diabétiques graves ne sont pas, généralement, des artérioscléreux. Assurément la dyscrasie diabétique peut favoriser le développement d'une artériosclérose ; mais son influence paraît peu marquée.

Quoi qu'il en soit, préexistante ou consécutive, l'artériosclérose est une complication sérieuse. La nutrition, chez le diabétique artérioscléreux, se fait moins bien que chez celui dont les artères sont saines. Elle peut amener une hémiplégie, une gangrène sèche, etc.,

(1) Voy. sur cette question : DONKIN, On the relation between Diabetes und food and its application to the treatment of the disease, London, 1875. — SCHMITZ, Hochgradige Insuff. des Herzthätigkeit (*Berliner kl. Woch.*, 1876). — J. MAYER, Zusammenhang des Diabetes mellitus mit Erkrankungen des Herzens (*Zeitschrift für kl. Medicin*, 1888, XIV, p. 212). — SCHOTT, *Balneol. Congr. Frankfurt am Main.* Analyse in *Therapie der Gegenwart*, avril 1900, p. 177. — S. MAYER, *Wien. Kl. Woch.*, 1903, n° 17.

qui, à leur tour, aggravent l'état du malade. Nous traiterons plus loin des complications nerveuses. Voyons ici la gangrène sèche des membres.

GANGRÈNE SÈCHE CHEZ LE DIABÉTIQUE.

La gangrène sèche est, chez les diabétiques, comme chez les non diabétiques, le résultat d'un défaut de sang artériel. On n'a constaté que rarement l'oblitération *complète* de l'artère principale de la partie gangrénée (1); mais son rétrécissement plus ou moins prononcé, avec thrombose, est la règle. Parfois il existe aussi des thromboses dans les veines (2).

La coexistence du diabète et d'accidents gangréneux a été signalée depuis longtemps (3); mais il n'y a guère plus de soixante ans qu'on s'est préoccupé de la relation qui peut les réunir. La question a été posée en 1845 à la *Société pathologique* de Dublin (4), et résolue affirmativement quelques années plus tard par Marchal (de Calvi), Hodgkin, etc. (5). Ces auteurs ont cru que le

(1) L'oblitération complète de l'artère a été trouvée par H. MARSH (1854). — POTAIN, dans MARCHAL (de Calvi), p. 416. — ANDRAL, *Gaz. hebdom.*, 1875, nº 26, 1ᵉʳ cas. — ISRAEL, dans GROSSMANN, obs. 46, p. 65; et obs. 49, p. 67, etc.

(2) Voy. HILDEBRANDT, *Deutsche Zeitschrift für Chirurgie*, 1904, LXXII.

(3) Pour l'historique des cas anciens, voy. CHARCOT, *Gazette hebdomadaire*, 1861.

(4) CARMICHAEL, ADAMS et MARSH, *Dublin quaterly Journal*, 1846.

(5) MARCHAL (de Calvi), *Gazette des hôpitaux*, 15 avril 1852. — MARCHAL, Remarques historiques sur la gangrène diabétique (*Union médicale*, 1861, t. XI, p. 164, 193, 226, 258 et 294). — MARCHAL, Recherches sur les accidents diabétiques, Paris, 1864. — HODGKIN, *Société harveienne*, 1854, et *Dublin hospital Gazette*, 1858. — DIONIS DES CARRIÈRES, *Moniteur des hôpitaux*, 1857. — FAUCONNEAU-DUFRESNE, *Union médicale*, 1858 et 1859, etc.

On remarquera que, dans la plupart des publications précédentes, la gangrène humide est confondue avec la gangrène sèche, dont nous nous occupons exclusivement ici.

diabète était, *ipso facto*, la cause de la gangrène. L'examen attentif des faits ne permet pas d'accepter aujourd'hui cette opinion ; et, comme je le disais plus haut, la coexistence d'une oblitération artérielle plus ou moins complète est la règle dans la gangrène diabétique (1). D'autre part, l'influence de la dyscrasie est prouvée par le fait que la gangrène sèche peut se manifester chez les diabétiques à un âge moins avancé que chez les non diabétiques (2), et que, chez les premiers, elle est plus fréquente et plus grave. La gangrène sèche est plus commune chez les diabétiques alcooliques que chez les tempérants. Ce fait montre l'influence adjuvante de l'alcoolisme.

Évolution de la gangrène. — Dans la majorité des cas, la maladie débute par un pied. Elle s'accompagne des symptômes ordinaires de la gangrène, fourmillements, douleurs, changement de coloration, insensibilité et refroidissement de la peau, absence de battements artériels, etc. D'après Maurice Raynaud, la gangrène diabétique se développerait surtout en surface (3) ; j'ai noté, en effet, cette particularité dans quelques autopsies, mais elle est loin d'être constante et n'est point spéciale à la gangrène diabétique.

(1) Un homme de soixante-neuf ans, qui ne se savait pas diabétique, fait une promenade de quelques heures. Quatre jours après, il est apporté dans mon service avec une gangrène d'une partie de la peau du pied, et il succomba le lendemain d'une complication pulmonaire. L'urine renfermait, par litre, 50 grammes de sucre et 15 grammes d'urée. A l'autopsie, j'ai trouvé une oblitération complète de la tibiale antérieure par un caillot récent siégeant au niveau d'une plaque d'athérome qui rétrécissait l'artère.

(2) D'après Hildebrandt, l'âge moyen de quinze sujets atteints de gangrène diabétique était de cinquante-quatre ans, tandis qu'il était de soixante-six ans chez dix-neuf sujets atteints de gangrène sénile (Hildebrandt, *Zeitsch. für Chirurgie*, 1904, LXXII).

(3) Maurice Raynaud, article Gangrène du *Nouveau dictionnaire de médecine et de chirurgie pratiques* de Jaccoud, 1872.

On voit parfois la mortification rester très limitée, et, ce qui est plus rare encore, les parties menacées de gangrène reprendre plus ou moins complètement leur vitalité. Il existe un état intermédiaire entre la vie locale atténuée et le sphacèle. D'après mon observation, une amélioration n'autorise pas à croire que tout danger est écarté; les rechutes sont fréquentes, et la gangrène devient souvent définitive après une rémission trompeuse.

Les deux terminaisons les plus habituelles sont les suivantes :

1° La gangrène se limite, et le malade guérit, ou meurt après une intervention chirurgicale qui l'a débarrassé de la portion mortifiée;

2° La gangrène sèche, faute d'une asepsie suffisante, se complique de phlegmon, accident redoutable que nous étudierons dans un des chapitres suivants.

Traitement. — Le traitement découle de ce qui précède; il faut traiter une gangrène sèche diabétique comme une gangrène non diabétique, mais en ayant, de plus, le souci de diminuer l'hyperglycémie par un traitement rationnel du diabète, et de maintenir l'asepsie de la portion malade. Cette double préoccupation devra dominer la thérapeutique.

L'opportunité de l'intervention opératoire dans la gangrène diabétique sèche est souvent une question des plus difficiles à résoudre. D'une manière générale, on ne peut guère songer à une exérèse que quand la gangrène est limitée. Autrement, on s'expose à ce qu'elle envahisse le moignon. Une fois la gangrène limitée, faut-il se hâter d'intervenir? D'une part, il y a certainement avantage à débarrasser le malade d'un foyer de produits toxiques et d'un *nid à microbes* (1). D'autre part,

(1) En admettant que l'on prenne des soins aseptiques minutieux, il n'en reste pas moins le fait qu'une partie mortifiée est

il faut se garder de lui faire courir prématurément les risques très sérieux qu'entraînent, chez beaucoup de diabétiques, l'anesthésie chloroformique et le shok opératoire (1). Depuis l'introduction de l'asepsie, les opérations chez les diabétiques ont perdu une grande partie de leur gravité. Mais il ne faudrait pas croire qu'elles soient, pour cela, devenues inoffensives (2). Ce n'est donc qu'après réflexion qu'on se décidera à intervenir chez un diabétique atteint de gangrène sèche.

Dans le cas où l'exérèse a été suivie de succès, il n'est pas rare de voir le diabète s'amender d'une manière notable. J'ai vu deux faits de ce genre, et Kœnig (3) rapporte celui d'un homme âgé de soixante-dix ans, chez lequel la glycosurie a cessé après l'amputation de la cuisse (4).

relativement plus exposée au développement de microbes. Quant à la production de substances toxiques dans les parties mortifiées, susceptibles d'être résorbées, elle est prouvée par divers troubles que l'on peut observer chez ces malades, notamment par un abaissement passager de la température. La suppression du foyer toxique explique, peut-être, la diminution de la glycosurie qu'on a parfois constatée après l'amputation (Voy. plus loin).

(1) Voy. Becker, Die Gefahren der Narkose bei Diabetiker (*Deutsche med. Woch.*, 1904, p. 359). — Körner, *mittheil. aus d. Grenzgeb.*, XII, Heft 5.

(2) Le coma peut en être la conséquence.

(3) Koenig, *Berliner klinische Woch.*, 1896, nº 25, p. 553. Le second cas de Kœnig n'est pas moins intéressant, mais il ne ressortit pas à notre sujet, car il s'agit de *phlegmon*.

(4) Indépendamment des travaux déjà cités, on consultera avec fruit les suivants :

Ladevèze, Thèse de Paris, 1867. — Verneuil, *Gazette hebdomadaire*, 1877, p. 664. — Schmidt (B.), *Berliner klinische Woch.*, 10 févr. 1879. — Girou, Étiologie et pathologie des gangrènes chez les diabétiques, Thèse de Paris, 1881. — Reynier, Des accidents chirurgicaux chez les diabétiques (*Revue de Chirurgie*, 1894, p. 374). — Lyot, in Traité de Chirurgie de Le Dentu et Delbet. — Reclus, in Traité de Chirurgie de Duplay et Reclus. — Bonnet, Oblitération de l'aorte et gangrène du membre inférieur (cas de mon service) (*Lyon Médical*, 1900). — Wolf (H.), *Wiener med. Presse* 1903 nºs 48

OBLITÉRATION DES ARTÈRES VISCÉRALES CHEZ LES DIABÉTIQUES.

Hors des membres, les oblitérations vasculaires chez les diabétiques ne paraissent pas avoir beaucoup attiré l'attention; ou, du moins, les observations font défaut. Je puis cependant citer un cas de mort subite causée par une thrombose de l'artère coronaire (1).

4. — COMPLICATIONS NERVEUSES.

1° LÉSIONS ANATOMIQUES.

On rencontre parfois chez les diabétiques un ramollissement de l'encéphale. Certains d'entre eux sont des ramollissements vulgaires, sous la dépendance d'obstructions artérielles. Mais il en est d'autres, surtout de petite étendue, où l'obstruction de l'artériole efférente n'est pas facile à démontrer. Il n'est pas impossible que, dans certains cas au moins, elle fasse défaut, ou tout au moins soit incomplète, et que la dyscrasie diabétique joue le principal rôle dans la pathogénie du ramollissement. Il peut se produire aussi chez ces malades une hémorragie cérébrale, mais assez rarement.

On observe encore, et avec une fréquence plus grande, diverses lésions nerveuses, des scléroses de la moelle, surtout des cordons postérieurs, des névrites périphériques, etc. Enfin, dans un certain nombre de cas, malgré l'existence de troubles symptomatiques, on ne décèle pas de lésions.

et 49. — LOBB, Gangrœn des linken Unterschenskel durch Thrombose der Arteria femoralis (*Zeitschrift für kl. Med.*, XLVII).

(1) René GAULTIER, *Bulletins de la Société anatomique de Paris*, 1904, p. 636.

2° SYMPTÔMES.

Modifications des réflexes tendineux. — Si on fait abstraction de divers troubles nerveux, qui ne méritent guère d'être comptés comme complications, tant ils sont communs chez les diabétiques (la sensation de lassitude, la perte de l'appétit génésique, etc.), le trouble nerveux de beaucoup le plus fréquent chez eux est l'abolition du réflexe rotulien, signalée dans le diabète par le professeur Bouchard. On la rencontre quatre fois sur dix environ, et de préférence chez les diabétiques jeunes (Williamson). — Ce fait, qui pourrait étonner, au premier abord (car les troubles du système nerveux sont plus fréquents chez les gens âgés), s'explique par la gravité plus grande du diabète dans le jeune âge.

L'*exagération* des réflexes rotuliens aurait été observée dans quelques cas de diabète léger ; on dit même l'avoir rencontrée avant la période de coma (1).

D'après Williamson (2), le réflexe achilléen ferait défaut dans le diabète, à peu près dans la même proportion que celui du genou. Il pourrait même disparaître plus tôt que ce dernier, ainsi qu'il arrive parfois chez les tabétiques. C'est donc un réflexe à rechercher dans les cas où le réflexe rotulien est conservé.

Le professeur Pitres, qui a examiné avec soin les réflexes rotulien, abdominaux, crémastérien, plantaire et pupillaire, chez trente-deux diabétiques, a obtenu les résultats suivants (3) :

(1) ZAUDY, *Deutsches Archiv für klinische Medicin*, 1901, LXX, p. 312.

(2) WILLIAMSON, *Review of Neurology and Psychiatry*, oct. 1903.

(3) PITRES, *C. R. de la Société de Biologie*, 1902, p. 1286.

	rotul.	abd.	crém.	plant.	pupil.
Abolis	13	16	19	16	1
Affaiblis	7	8	6	2	0
Exagérés	2	6	4	6	0
Normaux	12	1	3	8	31

Il ressort de ce tableau que les réflexes cutanés (abdominaux, crémastérien et plantaire) sont affaiblis ou abolis plus souvent que le réflexe rotulien, mais que le réflexe pupillaire est à peu près constamment intact ; c'est là un signe diagnostique important dans les cas où l'on peut hésiter entre un tabes et un diabète.

Crampes. — L'existence de crampes chez les diabétiques a été notée par plusieurs auteurs.

Troubles de la sensibilité. — Une recherche minutieuse fait parfois découvrir des points anesthésiques sur la peau des diabétiques. On observe plus rarement des démangeaisons, surtout sur les parties qui peuvent être souillées par l'urine. Dans ce cas, il existe un certain degré de dermite. Nous traiterons de cette complication dans un autre chapitre.

Les *névralgies* sont assez communes chez les diabétiques, surtout la névralgie sciatique. Elle est souvent bilatérale. Aussi le caractère devra éveiller l'attention sur la possibilité d'un diabète. Chez un de mes malades, fort indocile d'ailleurs, une sciatique double a duré des années.

La *méralgie* est parfois causée par le diabète (1).

Les douleurs dans les membres inférieurs peuvent revêtir le caractère de *douleurs fulgurantes.* Dans ce cas, il existe généralement une parésie de ces membres. Ces douleurs simulent celles du *tabes*. Mais l'absence des autres signes de cette maladie, et notamment

(1) Voy. MOHR, *Fortschritte der Medicin*, 1903, n° 14.

l'intégrité du réflexe pupillaire à la lumière, permettent presque toujours de porter un diagnostic exact.

L'*angine de poitrine* a été signalée chez les diabétiques par le professeur Vergely (de Bordeaux); mais, ainsi qu'Huchard, je la crois chez eux plutôt en relation avec l'arthritisme et avec des lésions vasculaires qu'avec le diabète lui-même.

Anidrose. — Sueurs. — La peau est sèche chez la plupart des diabétiques. Chez les diabétiques gras, il peut exister de l'hyperhydrose (1).

Dans la sueur recueillie soit après l'emploi de sudorifiques, soit après une sudation naturelle, on a parfois constaté la présence d'une substance réductrice que l'on a considérée comme du glucose (2). Mais ce n'est que très exceptionnellement qu'on en a dosé une quantité notable.

Troubles trophiques. — Le plus commun et le plus grave est le *mal perforant.*

Cette lésion siège, en général, au niveau de l'articulation métatarso-phalangienne. Elle est presque toujours indolore, comme chez les tabétiques. La durée de l'ulcère est des plus variables. Elle est abrégée par le repos et par le traitement.

Folet, Vergely, Pitres ont signalé des *altérations unguéales* pouvant aboutir à la chute des ongles.

(1) Dans quelques cas, l'hyperhydrose était unilatérale, ce qui prouve l'intervention d'une influence nerveuse.

(2) Parmi les auteurs ayant constaté l'existence d'une substance réductrice dans la sueur, on peut citer: FLETCHER, *Med. Times*, 1847, XVI, p. 394. — SEMMOLA, *C. R. de l'Acad. des Sciences*, 1855; et *Vierordt' Archiv*, 1857, — GRIESINGER, *Archiv für phys. Heilkunde*, 1859. — LEMAÎTRE, *Archives gén. de Méd.*, 1864. — KOCH, *Inaug. Dissert.*, Iéna, 1867.

On a aussi, parfois, pu déceler du sucre dans les larmes. Voy. GIBB, *Med. Times and Gazette*, 3 juill. 1858, II, p. 21.

Paralysies localisées. — Atrophies. — Des paralysies localisées à la sphère de distribution d'un nerf, ou même d'une branche nerveuse, peuvent être observées chez des diabétiques. Accompagnées ou non d'atrophie musculaire, elles sont dues à une névrite.

Tabes. — Pavy (1) a signalé l'association possible du diabète et d'un vrai *tabes dorsalis*; Croner en a réuni quelques observations (2). Mais, dans les cas jusqu'ici connus, le tabes a toujours été primitif, et c'est le diabète qui l'a compliqué, peut-être parce que la sclérose a envahi le bulbe (?). Ces cas ne rentrent donc pas dans notre sujet.

Paraplégie. — L'aggravation d'un état parétique des membres inférieurs conduit parfois à une véritable paraplégie. Comme, dans les cas de ce genre, il existe généralement des douleurs à type plus ou moins fulgurant, et que l'état cachectique du malade fait baisser le taux de la glycosurie, on peut, si l'on n'est pas renseigné sur les antécédents, hésiter entre le tabes et le diabète. Outre une névrite de nerfs périphériques, on a parfois, dans ces cas, constaté des lésions de la moelle. Ainsi Pryce (3), chez le premier des trois paraplégiques dont il a rapporté l'histoire, homme de cinquante-six ans avec symptômes tabétiques et mal perforant, a observé une augmentation de volume du nerf tibial postérieur, et, à l'examen microscopique, l'atrophie d'un certain nombre de cylindraxes. De

(1) Pavy, *Lancet*, 1885, II, p. 1086, et *Med. News*, sept. 1887, p. 24.

(2) Croner (W.), Ueber die Beziehungen zwischen Diabetes mell. und Tabes dorsalis (*Zeitschrift für kl. Med.*, 1900, XLI, p. 40). Voy. aussi, sur la combinaison du diabète et du tabes, Pal, *Wiener kl. Rundschau*, 1901, n° 1.

(3) Pryce, On diabetic Neuritis (*Brain*, 1893, n° 47).

plus, les cellules de la région lombaire de la moelle paraissaient atrophiées, granuleuses, et avaient perdu leurs prolongements.

Marinesco (1) a rapporté l'observation d'un paysan de vingt et un ans qui, en labourant, avait été pris d'une soif intense, de polyurie ; puis, plus tard, de polyphagie et d'une sensation de fatigue ; amaigrissement quelques mois plus tard ; il urinait 15 litres d'urine, en moyenne, renfermant 800 grammes de sucre. Outre l'émaciation générale, on constatait une atrophie des membres inférieurs, surtout des muscles extenseurs. A l'autopsie, Marinesco a trouvé des lésions dont il a donné une description très détaillée, à laquelle je renvoie.

Nonne (2) a aussi relaté l'histoire d'une femme de soixante-quatre ans, sans antécédents pathologiques, chez laquelle, quatre ans après le début d'un diabète, avait apparu une atrophie musculaire à type Aran-Duchenne, qui évolua rapidement. A l'autopsie de la malade, morte de pneumonie, on a constaté, outre une sclérose du pancréas, une dégénération des cellules des cornes antérieures de la moelle dans toute la hauteur de l'organe et une atrophie secondaire des racines antérieures. Nonne admet que le diabète a été la cause de la maladie spinale. Mais il faut avouer qu'il n'a pas fourni la preuve de son assertion.

Bonardi (3), chez une femme diabétique de soixante-douze ans, rendant par jour 4 litres d'urine et 80 grammes de sucre, a noté des symptômes de parésie spastique

(1) Marinesco, *Société de neurologie de Paris*, juillet 1901. — *Revue neurologique*, p. 719.

(2) Nonne, Ueber Poliomyelitis anterior chronica als Ursache einer chronisch-progressiv. atroph. Lähmung bei Diabetes mell. (*Berliner klinische Wochenschrift*, 1896, n° 10, p. 207).

(3) Bonardi (Lucca), *Il Morgagni*, août 1897, p. 557.

des quatre membres, surtout des membres supérieurs, avec des troubles divers de la sensibilité. A l'autopsie, on a noté un léger degré de sclérose diffuse de la moelle, surtout dans les cordons antéro-latéraux, et particulièrement au niveau du renflement brachial. Il existait aussi des névrites multiples.

Il est regrettable que pour plusieurs au moins des cas précédents on n'ait pas la certitude que la maladie spinale ait été réellement causée par le diabète.

Hémiplégies. — Un de mes malades dont l'urine renfermait beaucoup d'acétone, devenu hémiplégique droit et aphasique, a été sujet, en outre, pendant plusieurs mois, à de grandes attaques d'épilepsie. A l'autopsie, j'ai trouvé une lésion qui m'a paru exclusivement corticale. Macroscopiquement, elle n'était pas très prononcée ; mais, sur des coupes fines des circonvolutions motrices, perpendiculaires à la surface, on pouvait constater des lésions fort nettes d'*encéphalite*, et, ce qui était surtout frappant, la disparition à peu près complète de la couche des grandes cellules pyramidales (1).

Chez un diabétique, également acétonurique, de la clinique de Meynert, présentant des douleurs, de la parésie et de la raideur des membres du côté droit, il survint une aphasie brusque, puis des convulsions et du flux salivaire (2). Quelques-unes de ces hémiplégies sont susceptibles d'un amendement des plus remarquables et peuvent même rétrocéder presque complètement. Il en est de même pour l'aphasie, qui est parfois transitoire ; mais ce n'est pas une éventualité

(1) Lépine et Blanc, Hémiplégie diabétique (*Revue de médecine*, 1886, p. 167).

(2) Redlich, Ueber einen Fall von diab. Hemiplegie und Aphasie (*Wiener med. Woch.*, 1892, nos 37-40).

fréquente, et, le plus souvent, la parole reste longtemps embarrassée (1).

Naturellement, dans chaque cas d'hémiplégie, il y a lieu de se demander si la lésion est bien consécutive au diabète, ou si ce n'est pas elle qui a produit, à la fois, le diabète et l'hémiplégie. Cette question se pose surtout dans les cas de lésion du mésocéphale ; car on sait que ces lésions sont assez souvent diabétagènes. Les commémoratifs permettent généralement de la trancher. Dans mon cas d'hémiplégie, avec attaques épileptiformes, le diabète était antérieur à l'hémiplégie.

Narcolepsie. — Troubles psychiques. — Des accès de sommeil soudain et incoercible ont été parfois observés chez des diabétiques, même non acétonémiques, mais obèses (2). Ballet rapporte qu'un diabétique âgé de quarante-quatre ans était pris à table de ces accès (3). L'urine renfermait 50 grammes de sucre par litre.

On rencontre aussi, parfois, un état cérébral inverse : l'insomnie qui résulte, le plus souvent, d'un certain degré d'excitation cérébrale (4). Celle-ci se traduit surtout par une modification du caractère : tel diabétique devient irritable à l'excès et se livre à des accès d'emportement ; ces cas sont d'ailleurs assez rares.

Les troubles mentaux des diabétiques, signalés par Bouchardat et par Marchal (de Calvi), ont été bien

(1) Voy. Corneille, Thèse de Paris, 1897-1898, et *Revue neurologique*, 1898, p. 803.

(2) Chez les diabétiques acétonémiques, la somnolence doit, comme nous le verrons plus loin, faire craindre le coma. La somnolence dont il est question ici n'a pas cette gravité. Elle est du même ordre que celle qu'on observe si souvent chez les simples obèses.

(3) Gilbert Ballet, *Revue de méd.*, 1882, p. 953.

(4) L'insomnie chez les diabétiques peut, à la rigueur, être la conséquence de besoins fréquents d'uriner.

étudiés par Legrand du Saulle (1). Ce qu'on observe le plus souvent chez ces malades, c'est l'apathie intellectuelle et l'insouciance. Aussi, la plupart se préoccupent-ils peu de leur impuissance. Legrand du Saulle insiste aussi sur le délire mélancolique, auquel ils sont sujets, et cite plusieurs diabétiques qui se croyaient, à tort, ruinés. J'ai vu moi-même plusieurs cas de ce genre (2). Ces troubles s'expliquent par la dyscrasie et par les altérations des vaisseaux (3). Ils ne s'observent d'ailleurs que chez les prédisposés (Pierret).

3° TRAITEMENT.

Le traitement des troubles nerveux que nous venons de passer en revue n'offre rien de spécial, si ce n'est que plusieurs d'entre eux sont notablement amendés par le traitement rationnel du diabète. C'est ce que j'ai vu, particulièrement dans quelques cas de sciatique ; mais, le plus souvent, l'amendement n'est pas parallèle à la diminution de la glycosurie, et le traitement du diabète a besoin d'être longtemps prolongé avant qu'on puisse reconnaître une amélioration de l'état nerveux. Loin de se décourager après quelques jours, on devra poursuivre avec persévérance l'abaissement du taux du sucre dans le sang. Il est clair d'ailleurs que, dans le cas où existent déjà des lésions organiques, la cure antidiabétique sera, généralement, peu efficace contre les troubles nerveux.

(1) LEGRAND DU SAULLE, *Gazette des hôpitaux*, 1877, n° 148, et 1884, n°s 18-20.

(2) Un de ces cas est rapporté dans la *Semaine médicale*, 25 oct. 1899.

(3) REDLICH, *Wiener med. Woch.*, 1903, n° 22. — Voir encore la thèse de TOY, faite sous l'inspiration du professeur Pierret, un mémoire de BERNARD et FERÉ (Archives de Neurologie, 1882), et plusieurs articles de LAUDENHEÏMER (*Berliner klin. Woch.*, 1898, n°s 21-24).

5. — COMA.

De toutes les complications nerveuses du diabète, le coma est de beaucoup la plus importante; car il entraîne presque fatalement la mort à brève échéance. Aussi mérite-t-il un chapitre spécial.

On doit distinguer au moins deux espèces de coma chez les diabétiques.

1° COMA CARDIAQUE.

Les diabétiques non acétonémiques peuvent tomber dans le coma, par suite de faiblesse du cœur. Frerichs (1) cite quatre cas de cet accident, et j'en ai observé moi-même plusieurs. Tout récemment encore entrait à ma clinique une femme de cinquante ans, diabétique, avec gangrène sèche du pied, qui fermait les yeux et tombait assoupie pendant qu'on lui adressait la parole; l'urine renfermait 50 grammes de glucose par litre, sans autre anomalie (2). *Pas d'acétone* et *pas de réaction* de Gerhardt. Mais les bruits du cœur étaient *très faibles*. Sous l'influence de fortes doses de digitaline, qui, dans ce cas, a mieux agi que la caféine, la malade a été tirée, au bout de deux jours, de son assoupissement; et, deux mois plus tard, elle a quitté la clinique, en bon état de santé, conservant seulement quelques grammes de sucre dans son urine.

2° COMA ACÉTONÉMIQUE.

Il est de la plus grande importance, au point de vue pratique, de distinguer, chez les diabétiques, le coma

(1) FRERICHS, Der Diabetes, p. 81-82.

(2) Les indications du polarimètre et de la réduction étaient concordantes.

cardiaque, et celui qui dépend de l'acétonémie; car le traitement est radicalement différent. Ce dernier est de beaucoup le plus fréquent.

Dans l'immense majorité des cas, les malades sont acétonémiques depuis un temps plus ou moins long, quand survient le coma. Des causes diverses le provoquent : une fatigue, une chute, une opération chirurgicale (1), etc. Parfois on ne peut en trouver la cause occasionnelle.

Un des premiers symptômes qui doivent éveiller l'attention est l'inappétence; puis on observe, parfois, de l'excitation, et, ce qui est plus significatif, une tendance à l'assoupissement, ou bien une modification des mouvements respiratoires (2).

Troubles de la respiration prémonitoires du coma. — Ces troubles ne sont pas toujours les mêmes : le plus souvent, c'est la lenteur et la profondeur des mouvements respiratoires que l'on constate. Leur irrégularité, sans lenteur excessive, est aussi très fréquente. Exceptionnellement, on a noté le type de Cheyne-Stokes (3), comme dans l'urémie. Ces deux types peuvent alterner chez les mêmes malades.

Comme dans l'urémie, l'auscultation des poumons ne révèle, en général, pas de râles.

Quand les troubles respiratoires sont bien accentués, le coma est imminent. Il peut survenir en peu d'heures, si une médication énergique n'intervient. Et encore n'est-on pas sûr de réussir. C'est à peine si je me rappelle trois ou quatre succès.

(1) Voy. Ruff, *Wiener kl. Wochenschr.*, 1905, nos 10 et 11.

(2) Dans quelques cas, d'ailleurs fort rares, ils ne surviennent qu'après le coma déjà établi.

(3) Ebstein, Cheyne-Stokes Atmen beim Coma diab. und Kussmaul's grosses Atmen bei der Urœmie (*Deutsches Archiv für klin. Med.*, 1904, LXXX, p. 589).

Modifications de l'urination. — Chez le malade en imminence de coma, la glycosurie diminue presque toujours; le rapport de l'azote urinaire au sucre augmente d'une manière sensible. Bien que le malade s'alimente moins que d'habitude, l'azote urinaire des vingt-quatre heures peut augmenter (1). Cette dernière éventualité est d'ailleurs rare.

L'azote uréique, par rapport à l'azote total, est diminué. Cela se conçoit d'autant mieux que, presque toujours, l'ammoniaque de l'urine augmente d'une manière plus ou moins considérable. On a vu l'azote de l'ammoniaque urinaire dépasser 20 p. 100 de l'azote total. Exceptionnellement, l'ammoniurie, après avoir été intense, peut diminuer au moment du coma, probablement par suite de l'épuisement du sujet (2); Rumpf, chez un diabétique excrétant en moyenne 7gr,7 d'ammoniaque par jour, a vu ce chiffre tomber à 4gr,5, la veille du coma, et à 1gr,5 le deuxième jour.

Acétonurie et diacéturie. — Pendant la période prémonitoire du coma, et pendant le coma lui-même, l'excrétion de l'acétone et de l'acide diacétique présente des variations qu'il faut renoncer à ramener à une règle, et qu'expliquent, au moins en partie, les relations des trois corps acétoniques entre eux : il est clair que, si l'acide β-oxybutyrique cesse de se dédoubler, l'acétone et l'acide diacétique feront défaut. Dans le cas opposé, et si en même temps les corps acétoniques s'oxydent mal, on observera les chiffres extraordinaires constatés par Magnus-Levy, à savoir 15 grammes d'acétone et 26 grammes d'acide diacé-

(1) Il atteignait 45 grammes dans un cas (Zaudy, *Deutsches Archiv für klin. Medicin*, 1901, LXXX, p. 338).

(2) La production de l'ammoniaque dans l'intoxication acide paraît être une réaction de défense.

tique par jour. L'excrétion de l'acide β-oxybutyrique est, d'ailleurs, moins irrégulière que celle des deux corps précédents.

Des cylindres prémonitoires du coma. — Ebstein, Fichtner, E. Külz et ses élèves, puis Domanski et Reimann (1) ont noté une abondante cylindurie à la période prémonitoire du coma. Si, par exception, les cylindres font défaut dans l'urine, on les trouve, à l'autopsie, dans les canalicules du rein, qu'ils oblitèrent en partie. Ainsi, qu'ils soient ou non excrétés, ils se forment en abondance, probablement à cause de l'irritation que les corps acétoniques exercent sur les cellules des tubes urinaires.

Somnolence. — Si aucun traitement n'a été institué, ou si les moyens employés ont été inefficaces, un nouveau symptôme survient, la somnolence, qui, plus ou moins rapidement, se transforme en coma.

La somnolence *chez un acétonémique* est grave ; il est peu de malades qui aient guéri, après avoir été somnolents pendant toute une journée.

Coma. — Une fois le coma établi, — et, le plus souvent, le passage de la somnolence au coma est très rapide, — aucune excitation, si ce n'est, parfois, celle que produit une injection intra-veineuse, ne peut en tirer le malade. A cette période, la respiration peut présenter encore l'ampleur ci-dessus signalée : le pouls est rapide, faible ; les extrémités froides, parfois cyanosées ; la température centrale, après une élévation inconstante, est toujours abaissée. Cet abaissement n'est d'ailleurs pas considérable (2). Les yeux sont

(1) DOMANSKI et REIMANN (*Zeitschrift für Heilkunde*, sept. 1901).

(2) Il est rare que la température du rectum soit au-dessous de 36°,6 ; — dans un cas exceptionnel, Saudnby a constaté une *élévation* proagonale de la température.

demi-clos, les pupilles tantôt larges et tantôt étroites (1). Parfois, mais assez rarement, il se produit des convulsions épileptiformes.

C'est ce que j'ai observé chez une femme âgée de cinquante-huit ans, acétonémique, qui, sans cri initial, fut prise d'une attaque, avec perte de connaissance. Les convulsions cloniques étaient très fortes dans les membres inférieurs. Il y avait de l'écume à la bouche. A son réveil, cette femme, *qui n'était pas hystérique*, a divagué. Les pupilles étaient contractées, et le corps était agité par un tremblement général (2).

La durée du coma n'est pas longue; il est rare qu'elle dépasse trente-six ou quarante-huit heures.

Lésions organiques observées chez les diabétiques morts dans le coma. — *Cerveau,* — J'ai plusieurs fois noté que la consistance du cerveau différait de celle qu'il présente à l'état normal. Elle était généralement plus élastique, parfois un peu pâteuse. Quincke (3) et d'autres observateurs ont aussi indiqué cette modification de la substance cérébrale.

Dans quelques cas, on y a trouvé une proportion d'eau moindre que normalement. Le liquide céphalo-rachidien m'a paru peu abondant.

Reins. — Les reins présentent toujours quelque

(1) KRAUSE, *Congress für innere Medicin*, Leipzig, 1904. Krause a observé dans huit cas de coma diabétique, de quinze à trente heures, avant la mort, un symptôme oculaire singulier, consistant en une diminution considérable de la tension des globes oculaires. Il n'a pas noté ce symptôme dans les comas non diabétiques.

(2) R. LÉPINE, Diabète ; accidents attribuables à une intoxication par les acides formique et β-oxybutyrique. Coma, etc. (*Revue de médecine*, 1888, p. 1004). — Voy. aussi LOSSEN, *Zeitschrift für klinische Medicin*, 1905, LVI, p. 31. — Dans un cas (HUDSON, *British med. Journal*, 7 février 1903, p. 309), les convulsions se sont produites trois jours avant le coma.

(3) QUINCKE, Ueber Coma diabet. (*Berliner klinische Wochensch.* 1880, p. 2).

lésion appréciable. On a vu que Fichtner a décrit une altération des cellules des tubes contournés, consistant dans la présence de granulations graisseusses près de la base de l'épithélium (1). Je l'ai rencontrée plusieurs fois (2). Mais, comme la dégénération graisseuse de l'épithélium rénal commence généralement par la partie basale, il ne semble pas que la lésion de Fichtner soit spéciale au diabète.

Busse (3) a observé chez trois diabétiques, morts dans le coma, des lésions parenchymateuses graves, non seulement des reins, mais aussi du cœur et, à un moindre degré, du foie. Elles lui ont paru explicables par l'intoxication acide.

Cause prochaine du coma. — Il ne paraît guère contestable que le coma résulte, en partie au moins, d'une dyscrasie acide (4) : un lapin succombe si on lui ingère 0gr,9 d'acide chlorhydrique, par kilogramme de poids vif. Pour produire la même acidité de son sang,

(1) Fichtner, *Virchow's Archiv*, 1888, CXIV, p. 400, et *Deutsches Archiv für klin. Med.*, 1888, XLV, p. 122.

(2) Elle était particulièrement nette chez un diabétique, dont j'ai publié l'observation (*Semaine médicale*, 1897, p. 73). Les préparations avaient été faites par le Dr Bonne, dans le laboratoire du professeur Renaut.

(3) Busse, Ueber der Saurevergiftung bei Diabetes (*Münchener med. Woch.*, 1901, no 36).

(4) Nos connaissances sur l'état du sang dans le coma diabétique sont malheureusement bien insuffisantes. Je rappelle qu'Hugounenq y a constaté la présence d'acide β-oxybutyrique (*Revue de médecine*, 1887); et que Von Iaksch y a trouvé des acides amidés (*Leyden's Festschrift*, 1902, I, p. 220). — Quant au cerveau, on ne sait pas exactement quelle proportion d'acide oxybutyrique il peut renfermer. Je rappellerai à ce sujet que Gouget (*C. R. de la Société de Biologie*, 1899, p. 630) dit qu'il n'a pu injecter *dans le cerveau* de cobayes plus de II gouttes d'une solution d'acide β-oxybutyrique à 1 pour 6, sans amener la mort, tandis que, sous la peau, la dose mortelle est bien plus forte. Mais on peut reprocher à cet expérimentateur d'avoir employé une solution trop concentrée.

il faudrait $2^{gr},6$ d'acide β-oxybutyrique (1), c'est-à-dire, pour un adulte de 60 kilogrammes, près de 160 grammes. Cette quantité est énorme, mais, d'après Magnus-Levy, il n'est pas invraisemblable qu'une quantité considérable de cet acide se trouve retenue dans le corps à une certaine période de l'acétonémie; car son excrétion dans les vingt-quatre heures a parfois dépassé 120 grammes; et, à l'autopsie de diabétiques comateux, on en a trouvé, dans quelques cas, de très fortes quantités dans les organes (2); il convient, de plus, d'ajouter que, l'intoxication acide durant parfois des semaines, et même des mois, l'économie perd certainement sa réserve en bases (3) (soude, potasse, etc.).

On peut, à la vérité, objecter que l'homme se protège mieux que le lapin contre l'intoxication acide, grâce à la faculté qu'il partage avec les carnivores de produire de l'ammoniaque, base très forte (4).

Mais la production d'ammoniaque, chez l'homme, est, en somme, *limitée*. On ne l'a jamais vue dépasser 8 grammes par jour (5); et, le plus souvent, comme nous l'avons dit précédemment, elle n'atteint pas 6 grammes, même à la période où elle est le plus

(1) L'acidité de l'acide β-oxybutyrique est à celle de l'acide chlorhydrique comme 3,4 est à 1.

(2) MAGNUS-LEVY, *Archiv für exper. Pathologie*, 1899, XLII, p. 188, a dosé chez une femme morte dans le coma :

	acide β-oxybutyrique.
Par kilogramme de muscles..	1,3
— — de foie.	1,4
— — de rate.	1,7

(3) MAGNUS-LEVY l'estime à 60 grammes, au plus, chez l'homme sain.

(4) Un gramme d'ammoniaque neutralise $6^{gr},12$ d'acide β-oxybutyrique.

(5) En d'autres termes, le quart, *au plus*, de l'azote total, est éliminé sous forme d'ammoniaque.

intense, où l'organisme réagit le mieux, c'est-à-dire dans les jours qui précèdent le coma. Quand ce dernier est bien établi, la résistance, en général, est moindre, et la production de l'ammoniaque diminue. A cette période, l'organisme est bien en état de *dyscrasie acide*. Minkowski (1), Kraus (2), Beddard, Pembrey et Spriggs (3) ont constaté qu'alors la teneur du sang en acide carbonique est très faible, ce qui indique qu'il ne renferme plus assez de bases pour fixer ce gaz.

En résumé, nous admettons que, chez les diabétiques acétonémiques, le coma est le résultat d'une *intoxication*, dont la production est le plus souvent favorisée par l'insuffisance de la dépuration urinaire et dans laquelle l'acidité joue un rôle des plus importants (4). Mais il ne s'agit certainement pas d'une intoxication acide vulgaire ; car, dans ce cas, la médication alcaline serait plus efficace qu'elle ne l'est. Il paraît très probable que d'autres éléments toxiques, notamment les leucomaïnes, que nous avons trouvées dans le sang et dans l'urine des diabétiques (5), contribuent, pour une certaine part, à cette intoxication.

La lipémie peut-elle produire un coma ? Quelques auteurs, Sanders et Hamilton, Starr, Coats, Ebstein ont admis que des granulations graisseuses, obstruant les capillaires du poumon, peuvent produire de la dyspnée et même des troubles graves. Mais le malade de Fischer ne présentait aucun trouble, sauf le diabète et

(1) MINKOWSKI, *Mittheil. aus der kœnigsb. med. Klinik*, 1888, p. 174.

(2) KRAUS, *Zeitschrift für Heilkunde*, X.

(3) BEDDARD, PEMBREY et SPRIGGS, Some observations on the blood gases in diabetes (*Lancet*, 16 mars 1903, p. 1366).

(4) C'est aussi l'opinion de Pavy (*Lancet*, juillet et août 1902).

(5) LÉPINE et BOULUD, *C. R. de l'Acad. des Sciences*, 9 juin 1902.

l'amblyopie, quand, seize jours avant la mort, on découvrit, au moyen de l'ophtalmoscope, que les vaisseaux de la rétine étaient remplis de graisse.

Traitement du coma chez les acétonémiques. — Le traitement du coma chez les acétonémiques découle des notions que nous avons actuellement de sa pathogénie : il faut aussitôt qu'on sera en présence d'une menace de coma instituer la thérapeutique la plus active contre l'intoxication présumée. Il y a deux ans, je voyais dans mon cabinet une jeune dame diabétique, acétonémique, présentant une amplitude insolite des mouvements respiratoires, sans qu'elle se sentît oppressée d'une manière bien notable. Je remarquai, de plus, qu'elle était apathique ; et, sur ma demande, elle me dit que, depuis le matin, elle avait de la tendance au sommeil. — Comme il était impossible de se méprendre sur la signification de ces deux symptômes, je la fis aussitôt reconduire chez elle, en lui prescrivant un purgatif drastique en raison de l'inappétence et une forte dose de bicarbonate de soude. Elle resta somnolente toute la soirée. Je continuai le lendemain la même médication, et j'eus la satisfaction de constater, au bout de deux jours, une amélioration évidente. Quinze jours plus tard, sous l'influence de la médication alcaline intense et du régime surtout végétarien, l'acétonurie était devenue fort légère. Cette dame a survécu *au moins* deux ans à cette menace de coma ; je ne puis malheureusement préciser davantage, car elle n'habitait pas Lyon, et j'ai cessé d'avoir de ses nouvelles.

Dans quelques cas, au lieu du purgatif drastique, on a employé le lavage de l'estomac et, paraît-il, avec succès. Il est possible que l'indication de ce lavage se présente de temps en temps. Mais c'est surtout à la médication alcaline qu'il faut recourir avec persévérance, et sans redouter l'emploi de doses énormes (30 à 40 grammes par jour). En cas d'urgence, on sera même autorisé à infuser dans une veine une solution de bicarbonate de soude à 3 ou même 5 p. 100, ainsi que l'a proposé Stadelmann (1).

Le nombre des sujets qui ont été jusqu'ici soumis à cette médication est assez considérable. Il n'y a nul intérêt à relater les insuccès, assez nombreux d'ailleurs ; mais il n'est pas sans utilité d'indiquer quelques-uns au moins des cas où une amélioration, soit passagère, soit durable, a été obtenue.

Dans le cas de Hesse (2), il s'agissait d'un diabétique tombé depuis une heure dans le coma. On lui infusa 250 grammes d'une solution de bicarbonate de soude à 4 p. 100. Pas d'amélioration *immédiate*; mais, une heure plus tard, le coma se transforma en un sommeil calme, suivi de réveil et de retour à la connaissance. La dose de bicarbonate injectée ayant été de 10 grammes seulement, on peut se demander si elle a été réellement l'agent efficace de l'amélioration. Mais on est porté à l'admettre, attendu que, quelques heures plus tard, la somnolence a reparu et a été de nouveau combattue avec succès par la même médication.

Le professeur Rosenstein (3) a rapporté l'observation d'un comateux à qui l'on fit l'infusion intra-veineuse de 500 grammes d'une solution bicarbonatée à 4 p. 100. L'effet immédiat fut merveilleux : le malade répondit sur-le-champ avec netteté aux questions qui lui furent posées. Mais la température s'abaissa quelques heures plus tard, et la mort survint le lendemain.

J'ai obtenu un résultat semblable dans plusieurs cas,

(1) Stadelmann, *Archiv für exper. Pathol.*, 1883, XVII, p. 444.
(2) Hesse, *Berliner kl. Wochensch.*, 1898, p. 379.
(3) Rosenstein, *Berliner klin. Wochensch.*, 1890, p. 291.

notamment chez un diabétique, phtisique, de vingt-quatre ans. Je le vis trois heures après le début du coma : les pupilles étaient contractées; le pouls très petit ; la température ne dépassait pas 36°, 5. J'injectai aussitôt 20 grammes de bicarbonate de soude dans 2 litres d'eau salée. A la fin de l'injection, qui dura un quart d'heure, le malade ouvrait les yeux, et, spontanément, demandait à boire. On lui fit absorber, par la bouche, 50 grammes de bicarbonate de soude en quelques heures.

L'après-midi, l'amélioration était encore plus marquée; le pouls avait pris de la force ; la connaissance était parfaite. Mais le malade n'avait uriné qu'une *très petite* quantité d'urine pâle, *très acide*, renfermant, par litre, 2gr,5 d'urée et 14gr,7 de glucose. Dans les heures suivantes, malgré l'emploi de la caféine, le malade n'urine presque pas. La mort survient le lendemain. L'urine trouvée dans la vessie était acide.

Citons encore un cas de Besson. Dans un cas de coma avec absence de pouls (les mouvements respiratoires étaient le seul indice de la vie), l'injection de 25 grammes de bicarbonate de soude dans de l'eau salée a amené, au bout d'une heure, le retour de la connaissance (1).

Les cas précédents ne sont pas les seuls qu'on puisse invoquer en faveur de l'efficacité de l'infusion alcaline ; mais ils me paraissent suffisants pour montrer l'utilité, au moins temporaire, de cette médication. Or on ne peut nier que le retour à la connaissance, même pendant quelques heures seulement, ne soit un important résultat ; car, dans beaucoup de circonstances, il n'est pas indifférent qu'un mourant puisse manifester ses

(1) Besson, *Gazette hebdomadaire*, 1898, p. 929. La malade excrétait de 600 à 00 grammes de sucre par jour.

dernières volontés. Le succès est, toutes choses égales, d'autant plus probable que le coma dure depuis moins longtemps. Vu la fragilité des cellules de l'encéphale, on comprend aisément que l'action un peu prolongée de la substance toxique amène chez elle une altération irréparable. Aussi ai-je recommandé d'administrer le bicarbonate de soude à forte dose, soit par le tube digestif, soit en infusions intra-veineuses, dès qu'apparaissent les troubles de la respiration prémonitoires du coma.

On peut se demander pourquoi le succès n'est pas durable. Cela tient peut-être à ce que la médication alcaline ne s'adresse qu'à un des éléments de l'intoxication, le plus important, sans doute, mais ne porte remède ni au trouble primordial de la nutrition, ni à l'insuffisance de la dépuration urinaire.

Au lieu d'infuser le liquide dans la veine, on pourrait être tenté de le faire pénétrer dans le tissu cellulaire sous-cutané ; mais cette pratique n'est pas recommandable : le bicarbonate de soude risque d'amener un phlegmon et même de la gangrène (1).

On a parfois infusé, avec un certain succès, de l'eau salée dans la veine, au lieu de bicarbonate de soude. Assurément un lavage de l'organisme peut n'être pas inutile. Mais, comme l'*acidité* est un élément morbide incontestable de l'acétonémie, on ne voit pas *a priori* pourquoi on renoncerait à la combattre.

Dans le but de favoriser la combustion des produits toxiques, on a employé les inhalations d'oxygène à la période prémonitoire du coma. Il est possible qu'elles soient utiles, et il n'y a en tout cas aucun inconvénient à les mettre en usage.

(1) Magnus-Levy, *Archiv für exp. Path.*, 1899, XLII, p. 213.

Schwarz (1) a cru remarquer dans un cas de bons effets de l'administration d'un dérivé du glucose, l'acide gluconique.

Un diabétique acétonémique, âgé de vingt-huit ans, entre à la clinique de Prague, rendant en moyenne près de 600 grammes de sucre par jour, bien que l'ingestion quotidienne des hydrates de carbone n'atteignît pas 400 grammes. Cinq jours après son entrée, dyspnée intense (36 respirations) ; pouls à 128, sans élévation de la température ; le lendemain, douleur à l'épigastre ; vomissements ; assoupissement profond. L'urine ne renferme pas d'albumine, mais quelques cylindres granuleux. On lui administre alors, par la bouche, dans un demi-litre d'eau, 70 grammes d'acide gluconique, neutralisé avec du bicarbonate de soude et un peu de café noir, puis par la bouche et par le rectum 140 grammes de bicarbonate de soude. L'acidité de l'urine persiste : mais, le soir, la dyspnée avait diminué ; le pouls était revenu à une fréquence normale, et l'intelligence était nette. Pendant une semaine, l'état du malade est fort satisfaisant.

Au bout de ce temps, et à la suite de l'ingestion quotidienne de 200 grammes de graisse de bœuf pendant trois jours (ce qui eut pour effet une aggrava- de l'acétonémie), le malade fut pris de nouveau de dyspnée, d'accélération du pouls et d'obnubilation de l'intelligence. On lui administra 50 grammes d'acide gluconique avec du bicarbonate de soude. L'après-midi, le pouls et la respiration étaient revenus à l'état normal.

L'auteur a mis ce double succès sur le compte de l'acide gluconique ; mais cette interprétation ne peut

(1) SCHWARZ, Zur Behandlung des Coma diab. (*Prager medicin. Wochensch.*, 1901, nos 30-31).

être acceptée qu'avec beaucoup de réserve, car le bicarbonate de soude n'a pas été sans influence. L'acide gluconique, substance d'ailleurs difficile à se procurer, a été depuis essayé dans quelques cas, et sans aucun résultat. Il semble donc peu utile d'y recourir.

6. — COMPLICATIONS OCULAIRES.

On a remarqué, depuis près d'un siècle, la coïncidence de troubles de la vision avec le diabète (1).

Néanmoins, plusieurs auteurs, et non des moindres, — contestaient encore, il y a une cinquantaine d'années, que cette maladie en fût la cause : Bouchardat soutenait que « les troubles oculaires qu'on a signalés dans le cours du diabète ne doivent être considérés que comme des complications accidentelles », et Garrod, dont l'autorité en cette matière était également très grande, affirmait de son côté que, sur un nombre considérable de diabétiques, il n'avait pas observé de troubles de la vision.

D'après certains auteurs, ils s'observeraient chez plus du quart des diabétiques. Mais les statistiques sur lesquelles ils se fondent englobent les troubles de l'accommodation, très communs, comme on sait, dans la dernière moitié de la vie, c'est-à-dire à l'âge où l'on observe surtout le diabète. Il ne faut donc pas les mettre exclusivement sur le compte de cette maladie.

On ne trouve pas, d'ailleurs, un très grand nombre de diabétiques dans les cliniques et policliniques ophtalmologiques. En conséquence, il serait exagéré de dire que le diabète amène *très souvent* des troubles de la vue. La vérité est qu'il *prédispose* à leur développe-

(1) Voy. Leber, *Ueber die Erkrankungen des Auges bei Diabetes mellitus* (*Græfe's Archiv für Ophtalmologie*, 1875, XXI).

ment, en raison de la dyscrasie et de la sénilité précoce qu'il provoque.

En laissant de côté les troubles légers de l'accommodation, quelle est la fréquence *relative* des divers troubles de la vision chez les diabétiques?

Sur 100 de ces malades, affectés de troubles de la vue, Schmidt-Rimpler a trouvé (1) :

Cataractes (y compris les légères opacités du cristallin)	45
Lésions du nerf optique	25
— de la rétine	23
Amblyopie sans lésions appréciables	10
Parésie des muscles du globe	7
Troubles *graves* de l'accommodation	6
Iritis et choroïdite	5
Opacités du corps vitré	2
Total	123

Ainsi, un certain nombre de ces 100 diabétiques étaient porteurs de deux ou plusieurs espèces de troubles oculaires.

On voit que la cataracte est le plus commun de ces troubles.

1° CATARACTE DES DIABÉTIQUES.

Elle a été étudiée par Desmarres, Stœber, Sichel, de Græfe, France, Lécorché, etc. (2).

(1) SCHMIDT-RIMPLER, Die Erkrankungen des Auges, in *Specielle Pathologie und Therapie* de NOTHNAGEL, Wien, 1898, XXI, p. 335. — La statistique plus récente de (KAKO, *Klin. Monatsblatt für Augenheilk.*, 1903, p. 253) ne donne pas des résultats bien différents (83 cataractes contre 75 rétinites ou névrites optiques).

Pour les autres lésions oculaires, la proportion est sensiblement la même.

(2) STŒBER, *Gazette méd. de Strasbourg*, 1855. — DE GRÆFE. *Archiv für Ophtalmologie*, 1858, IV. — FRANCE, *Ophtalm. Hospital Report.*, 1859; *Med. Times*, 1899, et *Gaz. Hospital Report.*, 1865. — LÉCORCHÉ, *Archives générales de médecine*, 1861.

Chez les diabétiques âgés, on rencontre des cataractes que rien ne permet de rattacher sûrement au diabète. Ce sont vraisemblablement des cataractes purement séniles. Mais, d'autre part, on rencontre chez de jeunes sujets que rien ne paraît exposer à cette maladie des cataractes molles, bilatérales. C'est principalement dans les cas où la glycosurie est intense. En voici un exemple :

Une jeune fille fut prise, à la suite d'un refroidissement, de polydipsie, polyphagie, polyurie et glycosurie intense. Un an plus tard, la vision s'altéra rapidement, au point qu'elle perdit à peu près complètement la vue en deux mois. — L'examen des yeux montrait une double cataracte molle ; les urines renfermaient 70 grammes de sucre par litre, et leur quantité journalière était considérable. Malgré ces conditions défavorables, la vision semble avoir été rendue à la malade par l'opération de l'extraction (1). — On voit que, dans ce cas, — et il en est de même dans un bon nombre d'autres observés chez de jeunes sujets diabétiques, — l'évolution de la cataracte a été très rapide. C'est un caractère qu'ont invoqué ceux qui la considèrent comme de nature spéciale.

Lécorché croit que la cataracte apparaît seulement à une période avancée du diabète. C'est une erreur : comme toutes les complications de cette maladie, la cataracte peut en constituer une manifestation précoce. Elle est en effet le résultat de causes complexes, de conditions locales et de la dyscrasie diabétique. Or, si les premières sont suffisamment efficaces, il n'est pas nécessaire que la dyscrasie dure depuis un temps fort long.

Quel est, parmi les éléments de la dyscrasie diabé-

(1) Léger et Leroux, *Annales médicales de Caen*, 1904, n° 3.

tique, celui dont le rôle est le plus nocif sur la nutrition du cristallin? Il est, en l'état actuel de la science, fort difficile de le dire. Naturellement, on pense au sucre, d'autant plus que la vraie cataracte diabétique, celle des jeunes sujets, ne se produit guère que dans les cas où, la glycosurie étant intense, il y a des raisons de croire que l'hyperglycémie est très prononcée. Mais, si le sucre est l'élément nocif, il lui faut un certain temps pour manifester son action; car on a pu porter momentanément à 20 p. 1000 la teneur de l'humeur aqueuse en sucre, sans provoquer l'opacité du cristallin. Or le sang diabétique en renferme rarement plus de 5 p. 1000. — D'autre part, il n'est pas impossible que l'acétonémie exerce aussi une action nuisible à la nutrition du cristallin, mais il est difficile d'être affirmatif à cet égard, parce que, dans le cas de diabète grave avec cataracte, on n'a pas suffisamment spécifié s'il existait une dyscrasie acétonémique.

L'anatomie pathologique de la vraie cataracte diabétique, c'est-à-dire de celle des jeunes sujets, paraît être, en général, identique avec celle de la cataracte molle vulgaire. Mais il faut citer, en outre, diverses lésions accessoires, par exemple l'infiltration œdémateuse de la couche pigmentée de la surface postérieure de l'iris, la friabilité du ligament suspenseur, etc. Quelques autres particularités ont été encore signalées ; je renvoie à cet égard aux ouvrages spéciaux (1).

On a parfois pu constater la présence de sucre dans le cristallin aussitôt après son extraction; mais cette constatation est naturellement des plus délicates, en raison de la faible quantité de matières sur laquelle porte l'analyse.

(1) Deutschmann, *Græfe's Archiv*, 1877, XXIII. — Becker, *Zur Anatomie der ges. und kr. Linse*, Wiesbaden, 1883.

Marche. — Nous avons vu précédemment que l'évolution de la vraie cataracte diabétique est souvent très rapide. La littérature spéciale fait mention de quelques cas à cet égard assez étranges; car on l'aurait vu débuter et mûrir en peu de jours. Ces faits ne peuvent être d'ailleurs acceptés que sous bénéfice d'inventaire; il est possible que le début de l'opacité du cristallin ait passé inaperçu.

Un traitement antidiabétique peut amener une diminution considérable de l'opacité cristallinienne. Seegen a rapporté deux faits qui le prouvent. Mais l'amélioration de la vision n'autorise pas à affirmer que le cristallin est devenu moins opaque, attendu qu'elle peut tenir à toute autre cause, par exemple à la cessation d'un trouble de l'accommodation, etc. Un examen direct du cristallin est nécessaire.

Traitement. — L'opération de la cataracte ne présente rien de spécial chez le diabétique. Mais la plupart des chirurgiens conseillent de n'opérer que lorsqu'un traitement convenable a réduit au minimum la glycosurie. Ce conseil est sage, pourvu qu'on obtienne ce minimum par des moyens rationnels. Il est en effet assez facile de faire tomber, presque à zéro, la glycosurie par un régime très rigoureux, surtout par l'inanition, aidée de l'administration de fortes doses d'opium ou d'antipyrine, etc.; mais, comme l'état général est le plus souvent influencé d'une manière fâcheuse par de tels procédés, il faut absolument s'en abstenir. Le diabétique doit être placé dans les conditions les meilleures pour l'opération; or on n'atteindrait pas ce but avec un traitement brutal, qui supprimerait trop artificiellement la glycosurie.

2° LÉSIONS DE LA RÉTINE ET DU NERF OPTIQUE.

On a vu chez des diabétiques des hémorragies rétiniennes, coexistant le plus souvent avec des plaques blanches; mais ces lésions sont exceptionnelles chez les diabétiques jeunes. Elles n'ont, en tout cas, rien de caractéristique. La forme des hémorragies est variable. Avec le temps, la tache rouge devient blanche, et aux taches blanches se joignent des taches pigmentées.

Quant à la rétinite parenchymateuse, elle se présente sous l'aspect de petites taches siégeant surtout au voisinage de la papille, et particulièrement confluentes vers les confins de la région papillo-temporale de la macula (1). Elles ne sont pas disposées en étoiles, comme dans le mal de Bright. Il n'y a pas d'œdème papillaire, et, en général, pas de papillite ; les vaisseaux ne présentent pas les graves altérations que l'on remarque dans la rétinite albuminurique.

Scotome central et amblyopie. — Le scotome central, si commun dans les amblyopies toxiques, n'est pas très rare chez les diabétiques. Mauthner croit qu'il faut chez eux l'attribuer à l'alcoolisme ou au tabagisme ; et, à l'appui de cette manière de voir, on peut invoquer le fait que le scotome est très rare chez la femme. Sans être aussi absolu que Mauthner, j'accorde volontiers que le diabète, *par lui-même*, ne produit le scotome central que rarement.

Dans des cas d'ailleurs exceptionnels, on a observé chez des diabétiques une amblyopie sans scotome central et sans rétrécissement du champ visuel ; et,

(1) Voy. E. Rollet, *Traité d'ophtalmoscopie*, Paris, 1898, p. 253, et une bonne planche en couleur de rétinite diabétique, p. 258.

plus rarement encore, une amaurose brusque unilatérale ou bien une hémianopsie etc. (1). Ces divers troubles, y compris le scotome, sont sous la dépendance de lésions d'origine vasculaire, principalement d'hémorragies siégeant dans le nerf optique, et, pour le cas d'hémianopsie homonyme, dans l'écorce d'un lobe occipital.

Le traitement général consiste dans une cure qui, tout en réduisant l'hyperglycémie, n'affecte pas défavorablement la nutrition du malade.

L'emploi de la strychnine ne doit pas être trop longtemps prolongé. On sait qu'elle amène, chez les sujets prédisposés, des hémorragies cérébrales.

7. — COMPLICATIONS OSSEUSES ET MUSCULAIRES.

1° FRAGILITÉ DES OS.

On ne parle guère, d'habitude, des complications osseuses chez les diabétiques. Mais un examen un peu approfondi de la question montre qu'on aurait tort de les passer sous silence : une acétonémie intense et prolongée pendant plusieurs mois peut amener une raréfaction du tissu osseux et une fragilité insolite des os. Si les fractures ne sont pas plus communes dans ce cas, c'est que l'état valétudinaire met, le plus souvent, le malade à l'abri des causes accidentelles qui les produisent (2).

2° LÉSIONS MUSCULAIRES.

On n'observe pas, à l'autopsie des diabétiques, de lésions macroscopiques des muscles ; mais on peut y

(1) COHN, *Archiv für Augen und Ohrenheilk.*, 1878, VII, p. 83. — SCHMIDT-RIMPLER, *loc. cit.*, p. 358.

(2) ALLINA (M.), *Wiener med. Presse*, 28 août 1904. Allina a observé la coexistence de l'ostéomalacie et du diabète ; mais ce dernier paraît avoir été consécutif au début de l'ostéomalacie.

trouver des altérations histologiques; Fischer (1) a noté, dans un cas de diabète (compliqué de lipémie), une disparition de la striation, à certaines places. Ailleurs, celle-ci n'était accusée que par de très fines granulations graisseuses, qui siégeaient exclusivement dans la substance anisotrope.

8. — COMPLICATIONS CUTANÉES ET GÉNITALES.

Quelques maladies de la peau paraissent sous la dépendance de la dyscrasie diabétique.

Eczéma. — Parmi ces maladies, on range l'eczéma bien qu'il soit souvent difficile de dire la part de l'arthritisme dans sa production chez les diabétiques. Toutefois, dans quelques cas, l'influence de la dyscrasie diabétique n'est pas douteuse; j'ai pu m'en convaincre chez un homme de soixante ans, très arthritique d'ailleurs, qui, par gourmandise, croquait des sucreries toute la journée. Ce malade, dont le diabète était resté méconnu, souffrait depuis deux ans d'un eczéma très prurigineux, occupant la plus grande partie du tronc et des membres. De nombreux traitements, conseillés par d'éminents spécialistes, n'avaient pas été suivis d'amélioration. C'est dans ces conditions qu'appelé à le voir je soupçonnai et reconnus le diabète. Avec un régime convenable, la proportion du sucre urinaire, qui s'élevait à 60 grammes par litre, ne tarda pas à diminuer, et l'eczéma disparut sans retour. Plus tard le malade est mort d'angine de poitrine.

Psoriasis. — La coïncidence du psoriasis et du diabète a été signalée (2), et, dans ce cas, le dernier

(1) FISCHER (B.), Ueber Lipœmia, etc. (*Virchow's Archiv*, 1903, CLXXII, p. 220).

(2) Voy. GRUBE, *Berliner kl. Woch.*, 1897, p. 1134. — SAALFELD, *Deutsche med. Woch.*, 1903, nº 30.

est en général peu grave. Mais ce serait une erreur de croire qu'il en est toujours ainsi : j'ai vu succomber, à ma clinique, de coma acétonémique, un cultivateur de trente-quatre ans, porteur depuis douze ans d'un psoriasis des coudes et des genoux. Le diabète était survenu sans cause connue, un an environ avant la mort; et, pendant plusieurs mois, le malade a uriné quotidiennement 3 à 10 litres d'urine renfermant 40 à 50 grammes d'urée et 500 à 700 grammes de sucre. A l'autopsie, le pancréas a paru sain. Le foie présentait des altérations histologiques (secondaires).

Urticaire. — Il n'est pas impossible que la dyscrasie diabétique favorise la production d'un urticaire (1).

Xanthome. — Sous le nom de xanthome, les dermatologistes désignent une affection de la peau caractérisée par des taches jaunes de petites dimensions, quelquefois saillantes, ou bien présentant l'apparence de nodosités intradermiques. Cette affection, assez commune chez les ictériques, est beaucoup plus rare chez les diabétiques.

Les cas anciens, au nombre d'une douzaine, sont cités par Malcom-Morris et Jackson-Clarke (2). D'autres ont été publiés par Crocker (3), Gans (4), Töpfer (5), Schwenter-Trachsler (6), Sherwell et Johnston (7),

(1) Voir MARCHAL (de Calvi), *loc. cit.*, et EMMA BILLSTEIN, *Centralblatt für innere Medicin*, 1895, p. 75.

(2) MALCOM-MORRIS et JACKSON-CLARKE (J.), *British Journal of Dermatology*, août 1892, p. 237.

(3) RADCLIFFE CROCKER, *id.*, p. 253.

(4) EDGAR GANS, *Therapeutische Monatshefte*, janv. 1896, p. 15.

(5) TÖPFER, *Société des médecins de Vienne*, 22 janvier 1897.

(6) SCHWENTER-TRACHSLER, *Centralblatt für med. Wissensch.*, 1899, p. 191.

(7) SAMUEL SHERWELL et JAMES JOHNSTON, *Journal of cutan. and genito-urinary Diseases*, sept. 1900.

Marullo (1), Leven (2), Hallopeau et Vieillard (3), etc.

D'après les dermatologistes les plus autorisés, le xanthome des diabétiques n'est pas foncièrement différent de celui que l'on observe chez les ictériques; il paraîtrait cependant qu'on ne l'a pas vu aux paupières, siège de prédilection du xanthome chez ces derniers.

Quoi qu'il en soit, cette affection ne paraît pas en relation avec l'hyperglycémie; car, dans le cas de Töpfer (4), le xanthome a rétrocédé malgré l'aggravation de la glycosurie, et dans celui de Renon et Follet (5), le malade, ancien diabétique, ne présentait plus de sucre dans son urine au moment où s'est développé le xanthome.

On a noté une fois la coexistence d'un xanthome et d'une pentosurie (6).

Affections cutanées avec intervention certaine d'un élément mycosique. — Ehrmann (7) a observé chez un diabétique des pustules qui renfermaient des cellules de levure. Cette affection était réinoculable au malade, mais pas à d'autres sujets non diabétiques. Dans ce cas, l'influence du terrain était évidente. Si la

(1) Marullo, *Dermat. Zeitschrift*, 1903, X, p. 354.

(2) Leven, *Archiv für Dermatol. u. Syph.*, 1903, LXVI, nos 1 et 2.

(3) Hallopeau et Vieillard, *Annales de dermatologie*, 1904, p. 340. — Voy. aussi l'article de Max Joseph, dans Mracek et Hudelo, Atlas-manuel des maladies de la peau.

(4) Töpfer, *loc. cit.*

(5) Renon et Follet, *Société médicale des hôpitaux de Paris*, 20 janv. 1890.

(6) Colombini, *Monatsch. für praktische Dermatologie*, XXIV, Heft 3. Analyse in *Centralblatt für innere Medicin*, 1897, p. 1041. — L'existence d'une pentosurie ne peut faire penser à une lésion du pancréas, comme l'a cru Hallopeau; car Neuberq a, comme on sait, démontré que le pentose excrété par l'urine est un pentose différant de celui qui existe dans le pancréas.

(7) Ehrmann. *Wiener med. Wochensch.*, 1902, n° 43.

peau est souillée par une urine sucrée, elle constitue à un double titre un terrain favorable au développement de végétations mycosiques. Telle est en partie au moins la cause de la prédominence des affections cutanées aux parties génitales.

1° DIABÉTIDES GÉNITALES.

Diabétides génitales chez l'homme. — La lésion objective la plus précoce, après une période de démangeaisons, est une rougeur érythémateuse autour du méat. Puis on voit de petites érosions présentant l'aspect d'une vésicule d'herpès crevée, de la dimension d'une tête d'épingle.

L'eczéma constitue une maladie plus accentuée. Il siège surtout à l'extrémité antérieure du prépuce et ne tarde pas à amener un certain degré de phimosis. Le prépuce s'infiltre; l'œdème, faute de soins appropriés, peut se transformer en un phlegmon gangréneux : tel est le phimosis *aigu*, qu'il ne faut pas opérer, parce que l'opération serait faite dans les conditions les plus défavorables.

Quand, par des irrigations et des bains d'eau stérilisée, etc., on est arrivé à calmer l'état inflammatoire, on constate qu'au niveau des ulcérations la réparation se fait sous forme de cicatrices parcheminées. La transformation cicatricielle de l'anneau préputial lui donne une forme froncée, à plis plus ou moins profonds. Si l'orifice du prépuce ne correspond pas exactement au méat, la sécrétion urinaire est gênée. Dans ce cas, on réussit parfois, par une dilatation progressive, à faire cesser les accidents produits par le phimosis; autrement on pratiquera la circoncision avec les précautions nécessaires.

Il convient d'ailleurs de ne faire l'opération qu'en cas de nécessité, car elle a été parfois suivie de mort.

Assez souvent, le gland lui-même est le siège d'une lésion analogue à celle du prépuce, mais plus superficielle ; les lèvres du méat deviennent dures, et l'orifice urétral peut se rétrécir ; mais il est tout à fait exceptionnel que ce rétrécissement nécessite un débridement.

Diabétides génitales chez la femme. — Chez la femme, après une période plus ou moins longue de démangeaisons vulvaires et souvent périvulvaires, parfois extrêmement pénibles, il se développe une rougeur érythémateuse de la vulve, surtout accentuée au niveau des plis. Elle peut être suivie des lésions de l'eczéma aigu, avec tuméfaction et suintement séreux ou séro-purulent. Toute la région est endolorie ; les démangeaisons sont vives, la sensation de brûlure très accusée.

Lorsque l'eczéma, au lieu d'être aigu, revêt la forme chronique, la peau prend une coloration plus sombre. La surface est, à la fois, sécrétante et desquamante ; il y a du suintement dans les plis et de la desquamation sur les parties plates. Les démangeaisons sont très violentes et portent la malade à un grattage frénétique ; le sommeil en est profondément troublé. Lorsque l'eczéma se prolonge, il donne naissance à un état lichénoïde de la peau : les téguments infiltrés ne peuvent plus se plisser ; les grandes lèvres gonflées ressemblent à des quartiers d'orange (Fournier). Les petites lèvres œdémateuses pendent entre les grandes lèvres ; le capuchon du clitoris est hypertrophié ; cette tuméfaction peut s'étendre à l'orifice du vagin.

Dans d'autres cas, où la tuméfaction est beaucoup moindre, les lésions peuvent prendre un aspect syphiloïde, qu'il importe de bien connaître, pour éviter une méprise qui serait grave (1). En tous cas, les diabétides génitales de la femme sont précédées presque toujours de la formation, à la surface des muqueuses, d'un enduit blanchâtre pelliculaire et gras, dans lequel le microscope révèle la présence de spores arrondies ou ovalaires, isolées ou groupées, et de filaments de mycélium saccharomycète, etc. (2).

2° MÉTRITE.

Une métrite granuleuse du col, dans certains cas au moins, paraît être la conséquence d'une propagation de l'eczéma de la vulve. Cette métrite du col peut se compliquer de catarrhe de la cavité utérine et de métrorragies. Il faut donc se préoccuper de l'état de la matrice chez une diabétique dont les règles sont trop abondantes, et il importe de faire cesser les métrorragies, parce que toute hémorragie abondante peut aggraver le diabète.

D'autre part, cette maladie peut amener une ménopause prématurée, et même, dit-on, l'atrophie de l'utérus et des ovaires (3).

(1) Voy. BARTHÉLEMY, *in* La pratique dermatologique, t. I, p. 906, avec une bonne planche.

(2) On trouvera quelques détails complémentaires sur les diabétides génitales de l'homme et de la femme dans un article de Fournier (*Union médicale*, 1892).

(3) STROYNOWSKI, *Prezeglad lekarski*, 1891. — Analyse *Centralblat für der med. Wissensch.*, 1892. — Voir aussi DE GRÆFE, *Centralblatt für innere Medicin*, 1898, p. 711.

III. — COMPLICATIONS MICROBIENNES

D'autres complicationss ont dues, pour la plus grande part, à l'envahissement de l'organisme diabétique par divers microbes, parmi lesquels ceux de la suppuration occupent la première place. Ces complications sont fort nombreuses.

1° PHLEGMONS ET GANGRÈNE HUMIDE DE LA PEAU ET DU TISSU CELLULAIRE SOUS-CUTANÉ.

Ces affections sont beaucoup plus communes chez les diabétiques que chez les sujets sains, ce qui ne saurait étonner, un certain nombre de diabétiques étant alcooliques, goutteux, atteints d'artériosclérose ou de lésions des nerfs périphériques (1). Des causes multiples peuvent intervenir; mais la dyscrasie diabétique elle-même peut affecter la vitalité des tissus, ou favoriser le développement et l'exaltation de la virulence des microbes.

D'après Bujwid (2), une culture de staphylocoque doré, qui, injectée seule à un lapin, est inoffensive, cesserait de l'être, si on l'injecte avec une solution de glucose. Karlinski (3) a confirmé, en partie, ces résultats. Mais d'autres expérimentateurs les ont contestés (4).

(1) Il résulte des expériences de Roger (*Revue de chirurgie*, 1890, p. 941) ; de Charrin et Ruffer (*Société de Biologie*, 1889) ; d'Hermann (*id.*) ; de Kaspareck (*Wiener kl. Woch.*, 1895, p. 570) ; d'Hofbauer et Czyhlarz (*Centralblatt für allg. Path.*, 1898, p. 567), etc., que la section d'un nerf diminue, dans la partie énervée, la résistance aux infections microbiennes.

(2) Bujwid, Traubenzucker als die Ursache der Eiterung ueber Staph. aureus (*Centralblatt für Bakter.*, 1888, IV, p. 577).

(3) Karlinski, *Centralblatt für Bakt.*, 1888, IV, p. 580.

(4) Voy. Grawitz et de Bary, *Virch. Archiv*, 1887, CVIII, p. 77. — Steinhaus, *Ætiologie der akut Eiterungen*, Leipzig, 1889. — Hermann, *Annales de l'Institut Pasteur*, 1891, p. 243.

D'après Nicolas (1), une solution sucrée favorise le pouvoir pyogène du staphylocoque, quand elle est portée en même temps que le microbe dans le tissu cellulaire sous-cutané ; mais, ainsi que l'a vu Bujwid, si la solution sucrée n'est introduite sous la peau qu'un certain temps après le microbe, cette action favorisante fait défaut. Si on injecte la solution sucrée dans le sang, tandis qu'on inocule le staphylocoque dans le tissu cellulaire sous-cutané, il se produit des accidents locaux intenses, avec tendance au sphacèle. Si l'on injecte dans le sang à la fois la solution sucrée et le staphylocoque, il y a exaltation du pouvoir pyogène et de la virulence.

Smith (de Boston) (2) a remarqué qu'une proportion de sucre supérieure à 5 p. 100 rend le milieu impropre à la culture d'un certain nombre de microbes. Le staphylocoque doré n'est pas très sensible. Toutefois, d'après Bujwid, il se développe mal dans un milieu renfermant 5 p. 100 de glucose (c'est-à-dire dix fois plus que la proportion indiquée par Smith). D'après Kayser (3), la virulence du staphylocoque est affaiblie, si la culture est faite dans du bouillon renfermant 2 p. 100 de glucose. Cette action est tout à fait indépendante d'un processus d'acidité.

Grossmann (4) a confirmé l'observation de Bujwid sur l'atténuation du staphylocoque dans un milieu sucré. Il a vu qu'il en était de même pour le strepto-

(1) Nicolas (J.), Influence du glucose sur le pouvoir pyogène et la virulence du *Staph. pyog. alb.* (*Archives de méd. expérim. et d'anat. patholog.*, 1896, p. 332).

(2) Smith (Th.), Ueber die Bedeutung der Zuckers in Kulturmedien für Bacterien (*Centr. f. Bakt.*, 1895, XVIII, p. 3).

(3) Heinrich Kayser, Einwirkung der Traubenzuckers auf Staph. pyog. (*Zeitschrift für Hygiene und Infect.*, 1902, XL, p. 21).

(4) Grossmann, *Ueber Gangraen bei Diabetes mellitus*, Berlin, 1900.

coque. Il a de plus constaté que l'injection sous-cutanée, chez le lapin, d'une culture de staphylocoque ou de streptocoque, insuffisante à provoquer une réaction, produit au contraire un abcès si, à la même dose, au lieu d'être diluée dans l'eau salée, elle l'est dans une solution de sucre à 5 p. 1 000.

En résumé, la virulence du staphylocoque peut être augmentée par une faible proportion de sucre dans le milieu où il végète. C'est précisément le cas chez les diabétiques; car chez eux la proportion du glucose dans le sang et la lymphe atteint rarement 5 p. 1 000.

Il faut aussi tenir compte du fait que la symbiose est souvent favorable à l'exaltation de la virulence de certains microbes.

2° FURONCLES ET ANTHRAX.

Toutes choses égales, les diabétiques sont particulièrement exposés aux furoncles. Chez un diabétique observé par Griesinger (1), cette complication s'est montrée après l'ingestion deux fois répétée de plus de 200 grammes de sucre. Mais tous les diabétiques fortement hyperglycémiques ne sont pas atteints de furoncles, et les diabétiques légers n'en sont pas indemnes.

On a voulu assigner quelques caractères spéciaux aux furoncles ainsi qu'à l'anthrax diabétiques. On a dit, par exemple, qu'ils sont d'aspect livide, et que leur centre s'élimine comme pus, plutôt que comme bourbillon; j'ignore s'il y a quelque chose de fondé dans ces assertions, mais je suis porté à penser que l'anthrax, chez le diabétique, a une disposition parti-

(1) Cité par GROSSMANN, p. 22. Deux autres observations sont rapportées, p. 23.

culière à s'étendre. Au Brésil, d'après Fonseca (1), il se compliquerait, le plus souvent, de la gangrène totale de la peau qui le recouvre.

L'anthrax est, comme on sait, susceptible de provoquer parfois une glycosurie transitoire, s'il survient chez un sujet prédisposé. Aussi peut-il aggraver une glycosurie préexistante. Mais on observe rarement cette éventualité; car des causes antagonistes y mettent obstacle. La principale est le défaut d'alimentation : un diabétique porteur d'un anthrax mange moins; cela suffit d'ordinaire pour faire baisser le taux de la glycosurie.

3° PHLEGMON GANGRENEUX.

Un phlegmon peut se développer chez un diabétique à l'occasion d'une lésion quelconque de la peau, souvent à la suite d'une éraillure minime, qui, chez un sujet sain, n'eût entraîné aucune conséquence fâcheuse. Son siège de prédilection est aux extrémités inférieures. Il faut se méfier de sa marche insidieuse : après avoir, pendant quelques jours, présenté un caractère bénin, il peut, tout à coup, s'étendre et devenir diffus. Si son évolution est très rapide, l'inflammation est presque aussitôt compliquée de gangrène. Même dans ce cas, le malade ne ressent, le plus souvent, qu'une douleur modérée, et qui paraît peu en rapport avec les désordres locaux. Quant aux phénomènes généraux, ils sont généralement peu marqués au début : la fièvre est presque nulle; l'état général paraît bon; puis brusquement des symptômes d'une haute gravité surviennent : les rêvasseries, le délire, la somnolence, précurseurs d'une terminaison fatale. L'éventualité de cette marche

(1) Cité par JORDAO, Thèse de Paris, 1857.

insidieuse doit être présente à l'esprit du médecin et le détourner de l'expectation, qui donne de mauvais résultats (1).

4° GANGRÈNES CIRCONSCRITES DE LA PEAU.

Beaucoup moins graves sont les plaques gangreneuses de la peau, consécutives le plus souvent à des bulles ou à des ecchymoses. Marchal (de Calvi) et d'autres (2) après lui ont relaté des cas de cette lésion, d'ailleurs rare. La partie mortifiée du tégument est généralement sèche; un ulcère plus ou moins tenace peut suivre la chute de l'escarre.

Chez une femme de cinquante et un ans, on voyait, à la partie antérieure de la jambe, trois plaques noires mortifiées, à contours irréguliers, dont le diamètre dépassait celui d'une pièce de 5 francs. Elles étaient entourées d'une vingtaine de bulles pemphigoïdes renfermant un liquide laiteux et résultaient du sphacèle des bulles semblables. L'urine renfermait 50 grammes de sucre par litre (3). Rosenblath (4) a observé chez un diabétique (qui succombe à une tuberculose pulmonaire avec gangrène des poumons) de petites ecchymoses cutanées siégeant aux extrémités inférieures, particulièrement aux pieds, et se terminant par des points circonscrits de sphacèles qui occupaient la moitié environ de l'épaisseur du derme; au-dessous, dans le

(1) Outre les travaux déjà cités, on pourra consulter celui de MOIRET, Thèse de Lyon, 1899.

(2) Voir : GROSSMANN, *loc. cit.*, p. 25.

(3) KAPOSI (M.), Zwei eigenthumliche Fälle von Dermatosis diabetica (*Med. Iahrbücher*, 1894, avec planche).

(4) ROSENBLATH (W.), Ueber multiple Hautnecrosen und Schleimhaut Ulcerationen bei einem Diabetiker (*Virchow's Archiv*, 1888, CXIV, p. 282).

tissu cellulaire sous-cutané, existaient des hémorragies capillaires. Outre ces points gangreneux, on découvrit à l'autopsie des ulcérations sur la langue, l'œsophage, l'estomac et l'intestin, qui paraissaient également résulter de points hémorragiques. L'examen des petits vaisseaux correspondant à ces lésions n'y a pas montré d'oblitérations. Des faits de ce genre avaient été observés par divers auteurs français, et on en trouve signalés dans l'ouvrage de Marchal (de Calvi); mais l'intégrité des petits vaisseaux n'y est pas explicitement mentionnée. Pour Vergely (1), ces gangrènes discrètes s'expliqueraient par l'existence de névrites(?).

On a aussi observé parfois sur les jambes des ulcérations gangreneuses résultant de varices.

5° GANGRÈNE PULMONAIRE.

La gangrène d'un viscère est tout à fait exceptionnelle chez les diabétiques, sauf celle du poumon. Encore cette complication est-elle assez rare. C'est à peine si on la rencontre une fois sur cent autopsies de diabétiques (2). Grossmann en rapporte seize observations empruntées à divers auteurs (3).

D'après Naunyn, la gangrène aqueuse du poumon ne s'observe que dans les diabètes graves : « Le malade est pris de fièvre et des signes d'une inflammation pulmonaire. Les crachats sont souvent hémorragiques, mais ne présentent pas l'odeur si caractéristique de la gangrène du poumon. A l'autopsie, on trouve un ou deux foyers d'apparence gangreneuse, quelquefois

(1) J. Vergely, *Les accidents nerveux du diabète*, Bordeaux et Paris, 1898.

(2) Voy. Windle, *Dublin quaterly Journal of med. Science*, 1883, p. 112.

(3) Grossmann, *loc. cit.*

creusés d'une cavité remplie de sanie purulente, mais sans odeur de gangrène (1). Autour d'eux, le tissu est hépatisé. On ne peut constater d'oblitération artérielle.

A quoi tient l'absence d'odeur des crachats et des foyers gangreneux du poumon? On sait que, d'après Hirschler (2), l'addition de sucre à de la viande pourrie apporte un certain obstacle à la production des substances aromatiques qui se développent pendant la putréfaction. La raison de ce fait est encore l'objet de discussions ; on a pensé à l'expliquer par la présence d'acide lactique produit par le sucre. D'autre part, Kuhn (3) aurait vu que les bactéries de la putréfaction en présence du sucre, qui leur sert d'aliment, n'attaqueraient pas les matières albuminoïdes. Mais il faut aussi remarquer que, dans un certain nombre de cas de prétendue gangrène pulmonaire, il s'agissait de lésions d'une tout autre nature (parfois d'une pneumomycose) ne donnant pas lieu à une expectoration fétide.

Naunyn décrit aussi une forme subaiguë et chronique de gangrène pulmonaire, qui, d'après lui, survient chez les diabétiques avancés en âge, et parfois aussi chez des sujets dont le diabète était latent. La maladie débute par un catarrhe des voies respiratoires, avec fièvre variable ; l'attention n'est attirée que par une hémoptysie, ou par l'odeur des crachats. Ceux-ci restent hémorragiques, ou deviennent purulents ; comme dans la forme précédente, ils sont peu abondants. La maladie peut ainsi durer fort longtemps,

(1) Charcot, *Gazette hebdomadaire*, 1861, p. 544.

(2) Hirschler, *Zeitschrift für physiolog. Chemie*, X, p. 306.

(3) Kuhn, *Archiv. für Hygiene*, XIII. — Voy. aussi : Strauss, *Berliner klinische Woch.*, 1896, n° 18. — Seelig, Ueber den Einfluss des Milchzuckers auf die bakt. Eiweissz. (*Virchow's Archiv*, 1896, CXLVI, p. 53).

jusqu'à ce que la mort arrive, à la suite d'une hémoptysie abondante ou du déclin progressif des forces (1).

Il est inutile d'insister sur l'extrême gravité de la gangrène pulmonaire chez les diabétiques. Je n'ai vu qu'un seul cas qui ait guéri de cette redoutable complication.

Deux médicaments paraissent de quelque utilité : l'essence de térébenthine et l'acide phénique. On peut faire prendre dans une tisane 1 gramme par jour de ce dernier. Quant à l'essence de térébenthine, il faut en administrer plusieurs grammes quotidiennement en capsules ou en potion. On pourrait aussi en injecter 2 ou 3 grammes sous la peau du bras et provoquer la formation d'un abcès dit *de fixation* ; mais cette pratique serait certainement moins indiquée que dans le cas de pyohémie.

6° MÉTRITE GANGRENEUSE.

Sous le nom de métrite disséquante, Liepmann (2) a décrit un cas de gangrène des parois antérieure et postérieure de l'utérus, qu'il a observé, chez une femme diabétique atteinte d'hydramnios et morte dans le coma peu après la délivrance. A l'autopsie, il a trouvé sur la surface interne de l'utérus deux larges plaques sphacélées, épaisses de 1 centimètre.

7° OTITE PURULENTE DE LA CAISSE.

L'otite moyenne est une complication assez sérieuse du diabète. Lannois (3) a insisté sur l'intensité des

(1) NAUNYN, Der Diabetes, p. 226.
(2) LIEPMANN, *Archiv für Gynækologie*, LXX.
(3) LANNOIS, *Lyon médical*, 1889.

douleurs que souvent elle amène, et sur le caractère hémorragique de l'écoulement au début. Plusieurs otologistes ont signalé sa facile propagation à l'apophyse mastoïde (1). La destruction des tissus explique la fréquence des abcès cérébraux et justifie l'intervention chirurgicale précoce, qu'il faut recommander dans les cas où l'état général des malades n'est pas trop grave (2).

8° PÉRIOSTITE ALVÉOLO-DENTAIRE.

Aucune complication du diabète n'est plus fréquente que la périostite alvéolo-dentaire. Néanmoins, il faut se garder de la considérer toujours comme le résultat de la dyscrasie diabétique : beaucoup d'arthritiques non diabétiques présentent la même lésion des alvéoles et des gencives, sans caractère objectif différentiel. Aussi, lorsqu'un dentiste diagnostique chez un de ses clients le diabète, il ne le fait que sous bénéfice d'inventaire.

La suppuration chronique de la bouche et l'ingestion incessante des microbes de la suppuration peuvent causer des troubles digestifs. Galippe (3) a même supposé, — naturellement avec réserve, — qu'exception-

(1) TOYNBEE, Diseases of the Ear., 1866.

(2) Voy. KOENIG, *Centralblatt für Chirurgie*, 1880. — RAYNAUD (M.), *Annales des maladies de l'oreille*, 1881, n° 2. — KRASKE, *Deutsche med. Wochensch.*, 1881, n° 35. — ISRAEL, *Berliner kl. Wochensch.*, 1881, p. 705. — KIRCHNER, *Congrès internat. d'otologie*, Bâle, 1885. — SCHWABACH, *Deutsche med. Wochensch.*, 1885, n° 52. — WOLF, *Archiv für Ohrenheilkunde*, XXV et XXVI. — KUHN, *id.*, XXIX. — KOBNER, *Archiv für Ohrenheilkunde*, 1889, XXIV, p. 61. — SCHNOEBEL, Thèse de Lyon, 1899, p. 71. — MUCK, *Zeitschrift für Ohrenheilkunde*, XXXV, p. 215. — LANNOIS, *Congrès international de médecine*, Paris, août 1900. — VERNIEUME, *Annales de la Société de médecine de Gand*, 1903. — EULENSTEIN, *Zeitschrift für Ohrenheilkunde*, XLII, p. 263.

(3) GALIPPE, *C. R. de la Société de Biologie*, 1903, p. 859.

nellement au moins cette suppuration pourrait amener une angiocholite du canal de Wirsung et peut-être consécutivement un diabète.

9° TUBERCULOSE.

Une des infections les plus communes chez les diabétiques est l'infection par le bacille de Koch, et c'est presque toujours par le poumon qu'elle débute. La tuberculose pulmonaire amène la mort chez la moitié environ des diabétiques de nos hôpitaux (1) et chez le quart au moins des diabétiques qui jouissent de l'aisance.

Causes de l'infection tuberculeuse. — L'excès de glucose dans les humeurs et dans les tissus paraît favorable au développement du bacille de Koch, soit directement, soit indirectement, en diminuant la résistance des tissus ; des recherches très précises à cet égard font encore défaut. Outre le sucre, quelques substances qui contribuent à constituer la dyscrasie diabétique peuvent jouer peut-être un rôle favorisant. La simple dénutrition, qui existe dans tout diabète grave, agit certainement comme cause prédisposante. La preuve en est donnée par la fréquence de la tuberculose pulmonaire chez les vaches laitières. Aussi ne peut-on s'étonner qu'elle soit, toutes choses égales, plus commune chez les diabétiques présentant une dénutrition intense.

Évolution de la tuberculose pulmonaire. — Elle débute soit sous forme de granulations, soit

(1) Une des principales causes de la fréquence de la phtisie chez le diabétique hospitalisé est certainement l'infection du milieu nosocomial. Il est probable qu'elle diminuera prochainement avec les progrès de l'hygiène hospitalière.

comme broncho-pneumonie, qui revêt promptement la forme caséeuse. L'évolution en est, le plus souvent, rapide, sauf chez les arthritiques, qui, par un traitement convenable, amendent suffisamment leur hyperglycémie. La phtisie n'est donc pas, chez le diabétique, toujours mortelle à brève échéance, et l'on est parfois heureusement surpris de sa bénignité relative.

J'observe en ce moment à ma clinique un homme de trente-six ans, alcoolique, diabétique depuis quelques années, et tuberculeux depuis l'année dernière. Il y a quelques mois, à son entrée à l'hôpital, on pouvait constater sous la clavicule droite de la matité et de gros râles, qui avaient fait diagnostiquer la présence de cavernules. Or, que celles-ci aient ou non réellement existé, il est certain qu'actuellement la matité est bien moindre et qu'on ne peut déceler d'autres signes d'auscultation, chez ce malade, qu'un certain degré d'obscurité du murmure, et quelques râles, très fins. Il n'a pas de fièvre, et rend, par jour, 4 litres d'urine renfermant 30 grammes d'urée et 300 grammes de sucre. Pas d'acétonurie (1).

Deux autres diabétiques de ma clinique ont aussi présenté une phtisie peu grave. Chez tous deux, le début de la tuberculose paraissait, d'après les commémoratifs, avoir précédé le diabète. C'est là une particularité assez rare.

On a prétendu, il y a une quarantaine d'années, que la phtisie pulmonaire chez les diabétiques était de nature spéciale; car plusieurs observateurs des plus

(1) Œder, *Deutsche med. Wochenschr.*, 1901, n° 40. Œder a rapporté l'observation d'un malade phtisique depuis six ans et diabétique depuis cinq ans. La quantité d'urine variait de 1 à 2 litres; celle du sucre atteignait parfois 80 grammes par jour, et même davantage.

compétents, Wilks, Hilton-Fagge, Dickinson, Leyden, etc., n'avaient pas constaté l'existence de granulations tuberculeuses dans les poumons de ces malades (1). Mais il est probable que, dans ces cas, on avait eu affaire à un processus ulcéro-gangréneux, qui, chez le diabétique, prend parfois une grande importance (2). La symbiose de divers microbes avec le bacille de Koch influe beaucoup sur l'évolution des lésions (3).

Symptômes. — La symptomatologie de la phtisie chez les diabétiques présente quelques particularités, notamment la rareté relative des hémoptysies, qui peut être expliquée par l'artérite oblitérante (Leyden) (4). On a noté aussi qu'en général on n'observe guère chez ces malades les sueurs profuses, la diarrhée et l'abondance de l'expectoration, si communes chez la plupart des phtisiques vulgaires (5).

On sait qu'à la période consomptive de la tuberculose, la glycosurie diminue et peut même faire défaut. Dans un cas, Zaudy a vu disparaître de l'urine non seulement le sucre, mais l'acétone et l'acide diacétique qu'elle renfermait (6).

(1) Immermann et Rütimeyer, Ueber das Vorkommen von Tuberkulbacillen in Caverneninhalt bei Diabet. Lungenphtisie (*Centralblatt für klinische Medicin.*, 1883, p. 129).

(2) Voy. Dreschfeld, *British med. Journal*, 17 févr. 1883. — Riegel, *Centralblatt für innere Medicin*, 31 mars 1883.

(3) Voy. Ehret, *Munchener med. Wochenschr.*, 28 déc. 1897.

(4) Leyden, *Zeitschrift für klinische Medicin.*, 1882, IV, p. 298.

(5) Voy. sur la phtisie diabétique : Bouchardat, La glycosurie, p. 56, 60, 353. — Lécorché, Traité du diabète, Paris, 1877, p. 283. — Richardson, *Med. Times and Gazette*, 1878. — Dreschfeld, *Med. Chron.*, 1884, I, p. 5. — Gregoraci, *Tesi par le libera docenza*, Napoli, 1895. — Williamson, Diab. mell., 1898. — Blumenfeld, *Therap. Monatshefte*, 1899, n° 2. — Letulle, *Bulletins et Mémoires de la Société médic. des hôpit. de Paris*, 21 juin 1901, p. 690.

(6) Zaudy, *Deutsche med. Woch.*, 1902, n° 23.

IV. — COMPLICATIONS ACCIDENTELLES

1° CANCER CHEZ LES DIABÉTIQUES.

La coexistence d'un diabète et d'un cancer n'est pas très rare. Tuffier l'explique par la diathèse arthritique, cause commune des deux affections. Mais il semble évident qu'indépendamment de toute tare arthritique le diabète prédispose au cancer (1).

Un fait particulièrement digne de remarque est la fréquence relative du cancer *du foie* chez les diabétiques (2). Elle me paraît explicable par la suractivité fonctionnelle de cet organe.

Évolution du cancer chez les diabétiques. — D'après Gilbert et Weil (3), cette évolution serait plus rapide que chez les non diabétiques ; et, dans le cas où la tumeur préexisterait, elle prendrait une marche aiguë, lors de l'apparition du diabète. Mais l'influence accélératrice de ce dernier sur le cancer n'est rien moins que constante : dans un cas, que j'ai personnellement observé avec soin (cancer de la parotide), la tumeur n'a pas été influencée, en apparence au moins, par les modifications que le traitement a apportées à la glycosurie. Œstreicher (4) a publié un cas analogue. — On a, d'autre part, vu des cas dans lesquels l'évolution du cancer a paru lente.

(1) Tuffier, *Archives générales de médecine*, 1888. 2e semestre.

(2) Bouchard, Troubles préalables de la nutrition, in *Traité de pathologie générale*, t. III, p. 328.

(3) Gilbert et Weil, *C. R. de la Société de Biologie*, 3 déc. 1898, p. 1121. — Kappler, Thèse de Paris, décembre 1898.

(4) Œstreicher, Ein Beitrag zum Carcinom Diabetes (*Prager med. Woch.*, 1903, p. 293).

Il ne faut pas s'étonner de ces différences. Elles s'expliquent par des conditions différentes. On sait que le glycogène est un aliment essentiel pour les tissus en voie de développement et que ses variations quantitatives dans les tumeurs sont très grandes.

Influence du cancer sur le diabète. — Quant à l'influence du cancer sur le diabète, elle peut se manifester aussi par une diminution de la glycosurie, comme si la tumeur absorbait à son profit une partie des hydrates de carbone de l'économie. Boas (1) dit explicitement que, parfois, le cancer amène une tolérance pour les hydrates de carbone et qu'il peut exister un antagonisme entre les deux maladies. Cette opinion, en désaccord absolu avec l'opinion générale, peut être fondée, dans quelques cas particuliers.

2° LEUCÉMIE.

Rebitzer (2) et, plus récemment, Schwarz (3), ont publié chacun un cas de leucémie coexistant avec le diabète. Dans le cas de Schwarz, la leucémie paraît avoir été la première affection en date ; mais, dans le cas de Rebitzer, c'est le diabète qui aurait débuté. On ne voit pas nettement la relation des deux maladies.

3° SYPHILIS.

Les diabétiques ne contractent pas fréquemment la syphilis ; mais, comme ils ont en général peu de rapports sexuels, on ne peut prétendre que le terrain diabé-

(1) Boas, Ueber Carcinom und Diabetes (*Berliner klinische Woch.*, 1903, p. 243).

(2) Rebitzer, *Prager medic. Wochenschrift*, 1892, n° 31.

(3) Schwarz (Emil), Ein Fall von Myelœmie mit Diabetes melitus (*Wiener med. Wochensch.*, 1905, n° 9).

tique soit défavorable à cette maladie : Molle (1) a d'ailleurs observé un cas de *réinfection* syphilitique chez un malade atteint de diabète léger (probablement arthritique, car il a disparu sous l'influence du bicarbonate de soude).

On a dit que le chancre induré avait, chez les diabétiques, une tendance au phagédénisme. Cela ne serait pas extraordinaire, vu la facilité avec laquelle la peau des diabétiques est envahie par des infections microbiennes. On a dit aussi que, chez ces malades, les accidents secondaires de la syphilis sont particulièrement précoces. Mais je ne connais pas de bonnes observations démontrant l'exactitude de cette assertion. Pour les accidents tertiaires, on est encore moins bien renseigné.

4° TRAUMATISMES.

Les tissus, chez les diabétiques, paraissent avoir moins de vitalité que chez l'homme sain ; aussi n'est-il pas étonnant qu'en général les plaies guérissent plus lentement chez eux : Verneuil compare à cet égard les diabétiques aux alcooliques, et il ajoute que « dans le cas de diabète alcoolique les blessures revêtent un caractère de gravité exceptionnelle (2) ». Ceci ne doit pas être pris tout à fait à la lettre, et il y a heureusement d'assez nombreuses exceptions à cette règle.

L'influence inverse, celle de la blessure sur le diabète, est assez nette dans bon nombre de cas ; cela ne saurait étonner, puisque chez des sujets, d'ailleurs prédisposés

(1) Molle, *Lyon médical*, 29 mai 1904.

(2) Verneuil, Des blessures chez les alcoolo-diabétiques (*Association française pour l'avancement des Sciences. Congrès du Havre*, 1877).

au diabète, des traumatismes même légers peuvent être suivis de glycosurie.

5° MALADIES FÉBRILES.

Les diabétiques ne paraissent pas être particulièrement susceptibles de contracter les maladies infectieuses saisonnières ou autres (1). Mais, vu la diminution de leur résistance vitale, on peut s'attendre à ce que ces maladies soient plus graves chez eux, et les faits répondent à cette prévision.

Pneumonie. — J'ai vu, comme Bouchardat, des diabétiques jeunes succomber en quarante-huit heures à une pneumonie. Mais ces cas, foudroyants en quelque sorte, sont devenus rares. En effet, ils ne se rencontrent guère que chez des diabétiques ne suivant aucun régime, soit que leur diabète ait été méconnu, soit pour un autre motif. Or ce type de diabétique est devenu relativement moins fréquent.

J'en ai observé un cas chez un nouveau marié d'apparence herculéenne, très obèse et dont le formidable appétit faisait l'admiration de sa belle-mère. L'état de ce jeune homme paraissait d'ailleurs excellent, et on ne soupçonnait pas qu'il fût malade. Subitement il fut atteint d'une pneumonie caractérisée par une matité étendue à une grande partie du poumon gauche et par de nombreux râles crépitants. C'est à ce moment que je fus appelé à le voir, et qu'en examinant l'urine je fis la découverte du diabète. La mort survint le troisième jour.

(1) On peut même se demander si le terrain diabétique ne serait pas un mauvais terrain pour certaines d'entre elles. Ainsi le rhumatisme articulaire aigu paraît être exceptionnel chez les diabétiques.

D'autre part, une pneumonie peut évoluer chez certains diabétiques comme chez les sujets sains. J'ai vu trois cas de ce genre ; dans un de ces cas, le diabète, assez grave, entraîna la mort l'année suivante par phtisie pulmonaire. Naunyn dit aussi avoir observé des pneumonies bénignes chez des diabétiques graves.

Fièvre typhoïde. — On a plusieurs fois pu suivre l'évolution d'une fièvre typhoïde chez un diabétique. Ebstein (1) en cite six observations, et on en a, depuis son mémoire, publié plusieurs. La symptomatologie de la fièvre est souvent modifiée, et la terminaison par coma diabétique a été plusieurs fois observée (2).

Il résulte, en somme, des faits connus, que le pronostic de la fièvre typhoïde est plus grave si elle évolue sur le terrain diabétique. Ce n'est pas que l'infection devienne plus intense, mais diverses complications, entre autres le coma, peuvent amener la mort. Renon (3) a vu succomber un de ses malades à une hémorragie intestinale foudroyante ; et, peu après, Marfan (4) publiait l'observation d'un obèse de trente-trois ans, dont l'urine renfermait par jour de 150 à 250 grammes de sucre, et qui, à la troisième semaine d'une fièvre typhoïde, fut pris d'une hémorragie intestinale, que l'auteur évalue à 4 litres.

Influence des maladies aiguës sur la glyco-

(1) Ebstein, *Deutsches Archiv für klin. Medicin*, 1881, XXX, p. 20.

(2) Von Engel, *Prag. med. Woch.*, 1891, n° 28, 15 juillet. — La même terminaison a été aussi maintes fois observée à la suite de l'influenza (Voy. Hirschfeld, *Berliner klinische Woch.*, 1900, n° 25).

(3) Renon (L.), *Bulletins et Mémoires de la Société médicale des hôpitaux de Paris*, 4 déc. 1903.

(4) Marfan et Iscovesco, *Bulletins et Mémoires de la Soc. méd. des hôpit. de Paris*, 29 janv. 1904.

surie. — Nous venons de voir que, d'une manière générale, la gravité d'une maladie fébrile est augmentée par le diabète. Quant à l'influence inverse, celle de la maladie intercurrente sur la glycosurie, elle est assez complexe.

On eût pu supposer que les maladies fébriles la diminuent toujours; car l'hyperthermie (1) et l'infection contribuent l'une et l'autre à augmenter la glycolyse (2). On sait que beaucoup de microbes consomment du sucre en quantité assez considérable, et il y a des toxines microbiennes douées d'un pouvoir glycolytique qui n'est pas à négliger (3). Mais, d'autre part, ces dernières, en déprimant l'activité des cellules de l'organisme, diminuent la consommation du glucose. On en a la preuve par le fait que, chez les sujets non diabétiques, la glycosurie alimentaire est augmentée par l'état fébrile (4). Aussi comprend-on que dans quelques maladies infectieuses de courte durée, alors que l'inanition n'a pas le temps de produire ses effets, la diminution de la glycosurie diabétique soit peu considérable. Il existe même des cas de diabète léger avec *augmentation* de la glycosurie pendant un état fébrile léger qui permettait l'alimentation (5). Ceci dit, voyons les faits :

Pneumonie. — Dans la pneumonie, maladie pendant

(1) Voy. Richter, *Fortschritte der Medicin*, 1898, p. 321.

(2) Charrin et Kaufmann, *Archives de physiologie*, 1893. — Ajoutons que certains diabétiques affectés d'une maladie fébrile tolèrent en potages, des féculents qui, à l'état d'apyrexie, augmenteraient leur glycosurie.

(3) Lépine (avec la collaboration de Lyonnet et Martz), Sur le pouvoir glycolytique de certaines cultures filtrées (*Lyon médical*, 26 avril 1896, p. 575).

(4) Voy. mon article sur la glycosurie alimentaire (*Revue de Médecine*, 1901, p. 700).

(5) Voy. Mohr, Ueber den Einflutss fieberhafter Erkrankungen auf die Glycosurie beim Diabetes (*Zeitschrift für klinische Medicin*, 1901, XLII, p. 402.

laquelle le patient cesse le plus souvent de s'alimenter, la diminution de la glycosurie diabétique est la règle. En voici un exemple que j'emprunte à ma clinique :

Un diabétique, qui, à un régime non strict, rendait de 300 à 400 grammes de sucre par jour et en moyenne 15 grammes d'azote (ce qui faisait un rapport *moyen* de 23 grammes de sucre pour 1 gramme d'azote), fut pris de pneumonie. L'azote urinaire, malgré l'inanition, s'éleva à 18 grammes ; le sucre oscilla entre 170 et 150 grammes (ce qui fait un rapport de 8,4) jusqu'à la mort, survenue le cinquième jour de la pneumonie.

Chez un diabétique de Naunyn, atteint de pneumonie grippale, la glycosurie *cessa* pendant la pneumonie. Chez un autre, homme de quarante-trois ans, excrétant plus de 500 grammes de sucre par jour, la glycosurie augmenta, et même dépassa 700 grammes par jour (1). La température, le soir, oscillait entre 39°,4 et 40°,5. Mais le matin elle était normale, ce qui montre l'influence dépressive du diabète sur la température. Ce fait est absolument exceptionnel (2).

Fièvre typhoïde. — Dans la fièvre typhoïde, la glycosurie persiste presque toujours pendant toute la durée de la maladie. Cependant, dans un cas de Ryba et Plumert (3) (suivi de guérison), la glycosurie diminua dès le début et cessa pendant le cours de la deuxième semaine, puis reparut dès la troisième, à son taux primitif. Le plus souvent, la diminution de la glycosurie est considérable ; elle atteignait les 9/10 dans le cas de Bamberger (4). Dans le cas de Marfan (diabète gras),

(1) NAUNYN, Der Diabetes, p. 228.

(2) Dans un cas (BUSSENIUS, *Berliner klin. Woch.*, 1896, n° 14. Clinique de Senator), on a trouvé du sucre dans l'expectoration.

(3) RYBA et PLUMERT, *Prager med. Wochenschr.*, 1877.

(4) Voy. KLEINWACHTER, Komplikation des Diabetes mit Gravidität (*Wiener med. Presse*, 1904, n° 51).

cité plus haut, la quantité de sucre quotidiennement excrétée est tombée de 150 à 60 grammes, puis à 22 grammes. Le rapport du sucre à l'urée est devenu plus faible. Avant la maladie, il variait entre 2,6 et 4 pour 1 d'urée. Pendant la fièvre, il s'est abaissé progressivement de 1,5 à 0,9.

Effets de la maladie aiguë sur l'évolution ultérieure du diabète. — Une question intéressante est celle de savoir si le diabète est souvent aggravé, après la guérison d'une maladie aiguë intercurrente. — Les faits ne sont pas assez nombreux pour qu'on puisse répondre en parfaite connaissance de cause. Je n'ai d'expérience que pour l'influenza. Or, chez deux de mes malades, cette affection a notablement aggravé le diabète.

6° DIABÈTE ET GROSSESSE.

Une grossesse survenant chez une femme diabétique se présente généralement dans des conditions peu favorables, pour la femme et pour l'enfant ; ajoutons que la grossesse peut aggraver beaucoup le diabète.

Influence du diabète sur la grossesse. — On a dit que les femmes diabétiques étaient relativement infécondes. Il est certain que le diabète peut indirectement mettre obstacle à la fécondation s'il a déterminé une métrite ou quelque lésion des annexes. L'hyperglycémie est-elle, par elle-même, nuisible à la fécondation? On ne saurait actuellement l'affirmer d'une manière positive.

La conception effectuée, la grossesse se termine prématurément au moins deux fois sur cinq. L'avortement se produirait avant le cinquième mois dans le tiers des cas, et il faut de plus mettre sur le compte du diabète un certain nombre d'accouchements prématurés. L'hydramnios n'est pas rare, et les hémorragies seraient assez fréquentes; elles seraient dues à des lésions vasculaires.

Influence du diabète sur le développement du fœtus. — Nous avons vu que le produit de la conception n'arrive pas à terme dans les deux cinquièmes des grossesses. Bien peu d'enfants, parmi ceux qui naissent avant terme, ont des chances de survie. Ils ne sont pas diabétiques, en général; mais leur faiblesse est telle qu'ils succombent généralement quelques heures après la naissance. D'autres, nés à terme, sont mal conformés. On a notamment signalé quelques cas d'hydrocéphalie.

Influence de la grossesse et de la puerpéralité sur le diabète. — Il est difficile, avec les matériaux fort insuffisants que nous possédons, de déterminer exactement cette influence. Les auteurs se contentent de dire, d'une manière plus ou moins vague, que, dans un certain nombre de cas, la grossesse donne « un coup de fouet au diabète ».

Le travail de l'accouchement, surtout s'il est prolongé, peut amener les plus graves accidents, notamment le coma. Mais, parfois, — tant il est vrai que les éventualités les plus opposées peuvent se produire, — l'accouchement a amené une rémission temporaire du diabète.

Dans les jours qui suivent immédiatement l'accouchement, on a noté aussi la disparition plus ou moins complète de la glycosurie, probablement à cause de la diminution de l'alimentation ou de l'hémorragie. Il semble, dit Lécorché, que la délivrance ait une action analogue à celle des règles.

Mais il n'est pas rare que les suites de couches, loin d'amener une rémission du diabète, aient fait éclater le coma. On a vu aussi, à ce moment, le diabète prendre un caractère grave. Toutes les éventualités, je le répète, peuvent se présenter.

Conduite à tenir pendant l'état puerpéral chez une femme diabétique. — 1° Pendant la première partie de la grossesse. — Il est inutile de dire que le traitement du diabète devra être institué avec le plus grand soin. Ce traitement sera surtout hygiénique; on évitera, dans l'intérêt du fœtus, l'emploi de médicaments qui ne paraîtraient pas indispensables. Si, malgré un traitement hygiénique sévère, le diabète s'aggravait, on serait autorisé à provoquer l'avortement.

2° Pendant la deuxième partie de la grossesse. — A partir du septième mois, l'interruption de la grossesse, dans le cas d'aggravation d'un diabète grave, est à recommander. Il est évidemment de l'intérêt de la mère de faire cesser la grossesse, qui amène un trouble sérieux de la nutrition, et de supprimer le danger d'un accouchement à terme, etc. — Ce parti, quelque paradoxal que cela paraisse au premier abord, est aussi le plus favorable pour l'enfant; car, dans le cas de diabète grave de la mère, il est exposé à succomber dans l'utérus; au contraire, dans une couveuse, avec une alimentation convenable, il a bien plus de chances de vie.

3° Pendant le travail. — Chez une femme diabétique, il est indiqué de terminer le travail par une intervention méthodique aussitôt que possible, que l'enfant soit vivant ou non.

4° Après l'accouchement et pendant les suites de couches. — Pendant cette période, l'antisepsie rigoureuse est de rigueur. On surveillera avec soin la cicatrisation de la plus petite plaie périnéale; de plus, le traitement hygiénique du diabète sera institué avec soin. Il faut avoir présent à l'esprit le danger précédemment signalé de l'aggravation du diabète pendant les suites de couches.

TABLE DES MATIÈRES

4836-05. — Corbeil. Imp. Éd. Crété.

Les Actualités Médicales

Collection de volumes in-16 de 96 pages, avec figures, cartonnés

à 1 fr. 50

Souscription à 12 Actualités cartonnées............ **16** fr.

Il paraît environ 12 volumes par an.

Le succès a consacré la valeur et l'utilité des ***ACTUALITÉS MÉDICALES***, puisque, en moins de six ans, sept volumes sont arrivés à leur *deuxième édition ;* et que ces deuxièmes éditions sont des œuvres réellement nouvelles, de nouvelles *actualités*. A côté des livres classiques, des traités didactiques, il y a place pour une collection de monographies destinées à exposer les idées nouvelles, les faits nouveaux, à compléter tous les traités de médecine, de bactériologie, de thérapeutique, de chirurgie et à les mettre au courant des progrès des sciences médicales.

Dès qu'une question est à l'ordre du jour, une monographie destinée à la résumer et à la mettre au point est aussitôt publiée.

Chaque question est traitée par celui qui l'a étudiée, ou par un auteur dont le nom fait autorité. On s'attache particulièrement au côté pratique : de telle façon que les étudiants, pour leurs examens ; les candidats, pour les concours ; les praticiens, pour l'exercice journalier de leur profession, trouvent dans cette collection ce qui leur est indispensable.

L'*Appendicite*, par le Dr Aug. Broca et le *Diagnostic de l'appendicite*, par le Dr Auvray sont des questions toujours à l'ordre du jour à l'Académie de Médecine et à la Société de Chirurgie.

Les *Maladies du Cuir chevelu*, du Dr Gastou, traitent une question toujours en cause à la *Société de Dermatologie*. Les Rayons de Röntgen reçoivent chaque jour de nouvelles applications en médecine et en chirurgie. Les monographies du

Dr Béclère, médecin des hôpitaux, le promoteur de la radiographie et de la radioscopie dans les services hospitaliers de Paris vulgarisent cette précieuse découverte. Les Rayons N, encore naissants, ont été étudiés par le Dr Bordier, agrégé de la Faculté de Lyon.

Les nouveaux procédés de Diagnostic : la *Cryoscopie des Urines*, par Claude et Balthazard ; le *Cytodiagnostic*, par Marcel Labbé ; le *Cloisonnement vésical*, par Cathelin ; les nouvelles méthodes de traitement : les *Médications préventives ;* le *Traitement chirurgical des néphrites médicales ;* la *Mécanothérapie ;* les nouvelles recherches bactériologiques sur la *Diphtérie*, le *Rhumatisme*, le *Pneumocoque*, le *Tétanos ;* l'étude des *Oxydations de l'organisme ;* la question si intéressante pour le praticien, des *Accidents du travail*, par le Dr G. Brouardel ; les nouveaux traitements du *Diabète*, de la *Goutte*, de la *Syphilis*, des *Névralgies*, de la *Surdité*, voilà autant d'actualités qui ont pris place dans la collection.

Les noms de Lépine, Teissier, Galliard, Courmont, Broca, Auvray, Soupault, Apert, Mosny, Collet, Enriquez, Sicard, Garel, Marcel Labbé, Barbier, Bordier, Pousson, pour ne citer que quelques auteurs des ***ACTUALITÉS MÉDICALES***, sont connus de tous les médecins, tant en France qu'à l'Etranger ; ils ont tous une haute compétence pour les sujets qu'ils traitent.

Toutes les fois que le sujet le comporte, des *figures originales* sont intercalées dans le texte : la plupart des ***ACTUALITÉS MÉDICALES*** sont illustrées (***36 Actualités*** sur **57** *sont illustrées*).

Pour répandre les progrès journaliers des sciences médicales, il était nécessaire de condenser les Actualités en de petits volumes, d'un format portatif, revêtus d'un élégant cartonnage (qui supprime la nécessité de couper les pages et évite la dépense d'une reliure), et, cependant, d'un prix très modique.

DERNIERS VOLUMES PARUS :

Les Rayons N, par Bordier.

Les Médications préventives, par Nattan-Larrier.

Le Traitement de la Surdité, par Chavanne.

EN PRÉPARATION :

Le Traitement de l'Entérite, par Combe.

La Déchloruration, par Widal et Javal.

Les Maladies du Cuir chevelu, *prophylaxie et traitement*, par le Dr GASTOU, assistant à l'hôpital Saint-Louis. 1902. 1 vol. in-16 de 96 pages, 19 figures, cart..... 1 fr. 50

Le but de ce livre est de donner un aperçu des maladies du cuir chevelu, d'en décrire l'hygiène, la prophylaxie et le traitement, en basant sur les données scientifiques cette étude pratique. Un formulaire cosmétique (lotions et frictions, pommades, huiles, brillantines, teintures) complète l'ouvrage. La pelade, les teignes, certaines folliculites pyogènes peuvent être transmissibles et créer des épidémies. Leur connaissance doit être vulgarisée dans l'intérêt de la prophylaxie sociale.

Les Dilatations de l'Estomac, par le Dr M. SOUPAULT, médecin des hôpitaux de Paris. 1902. 1 vol. in-16 de 96 pages et 4 figures, cartonné.................. 1 fr. 50

M. Soupault étudie d'abord les symptômes communs à toutes les dilatations, puis leur étiologie et leur pathogénie : dilatations d'origine pylorique, dilatations de cause extrinsèque, dilatations par insuffisance de la contraction des parois gastriques. Le traitement qui intéresse surtout le praticien, comprend la moitié du volume : prescriptions d'hygiène ou de régime qui concernent toutes les variétés de dilatations ; traitement spécial des dilatations d'origine pylorique et des dilatations par insuffisance.

L'Appendicite, *Formes et Traitement*, par le Dr Aug. BROCA, agrégé à la Faculté de Paris, chirurgien de l'hôpital Tenon. 1900. 1 vol. in-16, 96 pages, 8 figures, cart. 1 fr. 50

Montrer qu'il y a des formes diverses d'appendicite auxquelles ne saurait convenir toujours la même indication thérapeutique, voilà le but que se propose M. Broca. Le traitement varie dans ses indications et dans sa technique, selon la forme de la lésion.

Il expose les désaccords entre les *partisans* du traitement médical, les *radicaux*, qui opèrent toujours et de suite, et les *temporisateurs* (Roux, Brun, Jalaguier et Broca), qui, tout en disant : « Il n'y a pas de traitement médical de l'appendicite », ne veulent pas opérer toujours et de suite. Il examine les détails relatifs au traitement chirurgical, et il décrit le manuel opératoire *type*, en quelques pages remarquables de précision.

Diagnostic de l'Appendicite, par le Dr M. AUVRAY, agrégé à la Faculté de Paris, chirurgien des hôpitaux. 1904. 1 vol. in-16, 96 pages, cartonné.................. 1 fr. 50

On s'est moins préoccupé dans ces dernières années du diagnostic de l'appendicite que de son traitement, malgré tout l'intérêt qui s'attache à cette question clinique trop négligée dans la plupart des livres classiques. A lire nombre d'auteurs, il semblerait en effet que le diagnostic de l'appendicite ne présente pas de sérieuses difficultés, et cependant il suffit de parcourir les bulletins de nos sociétés savantes pour voir combien d'erreurs pourraient être relevées, qui ont été commises par des cliniciens du plus grand mérite. Il a semblé qu'une étude complète du diagnostic de l'appendicite ne serait pas sans intérêt.

Les Rayons de Röntgen et le Diagnostic de la Tuberculose, par le Dr A. BÉCLÈRE, médecin de l'hôpital Saint-Antoine. 1899. 1 vol. in-16, 96 pages et 9 figures, cartonné.............................. 1 fr. 50

M. Béclère montre d'abord ce que donne la radiographie d'un thorax normal ; les poumons sont transparents. Il examine les cas de diagnostic de tuberculose : la tuberculose latente, soupçonnée par une diminution de la transparence ; le diagnostic de la tuberculose latente, alors qu'aucun symptôme n'existe, peut avoir une importance immense. Viennent ensuite la tuberculose douteuse que confirme la radiographie, la tuberculose certaine où les rayons de Röntgen ne servent plus qu'à délimiter le mal ; M. Béclère termine cette étude par la différenciation de la tuberculose avec les maladies simulant la tuberculose.

Les Rayons de Röntgen et le Diagnostic des affections thoraciques non tuberculeuses, par A. BÉCLÈRE, médecin de l'hôpital Saint-Antoine. 1901. 1 vol. in-16, 96 pages, 10 figures, cartonné........ 1 fr. 50

Les renseignements donnés par l'oreille et la main (auscultation, percussion) pourront désormais être contrôlés par les yeux qui permettront de se rendre compte de la situation, de la forme, du volume de chaque organe. L'examen radioscopique et la radiographie doivent compter au nombre des modes d'exploration pour le diagnostic des affections du médiastin, des maladies des poumons (emphysème, sclérose, bronchites), et des plèvres, du diaphragme et des côtes.

Les Rayons de Röntgen et le Diagnostic des maladies internes, par le Dr A. BÉCLÈRE, médecin de l'hôpital Saint-Antoine. 1904. 1 vol. in-16, 96 pages et figures, cartonné.............................. 1 fr. 50

« L'emploi des rayons de Röntgen, qui rendait au chirurgien de si grands services, est devenu tout aussi précieux pour le médecin. »

L'emploi médical des rayons de Röntgen comme instrument de diagnostic s'applique soit au squelette et aux autres éléments de l'appareil locomoteur, soit aux organes splanchniques.

Aux diverses cavités splanchniques, aux cavités cranienne, rachidienne, thoracique et abdominale, correspondent autant de divisions d'une importance très inégale et qui ne relèvent pas de la même technique.

La Radiographie et la Radioscopie cliniques, par le Dr RÉGNIER, chef du Laboratoire de radioscopie à la Charité. 1899. 1 vol. in-16, 96 pages et 11 fig., cart. 1 fr. 50

L'auteur décrit le mode de production des rayons X, le matériel nécessaire, la technique de la radioscopie et de la radiographie. Puis il en indique les applications médicales et chirurgicales, en indiquant, à propos de chaque région, le *modus faciendi* et les causes d'insuccès.

ENVOI FRANCO CONTRE UN MANDAT SUR LA POSTE

Le Tétanos, par les Drs J. COURMONT et M. DOYON, professeur et professeur agrégé à la Faculté de médecine de Lyon. 1899. 1 vol. in-16, 96 pages, avec figures, cart. 1 fr. 50

Les auteurs étudient le *poison tétanique*, le *tétanos expérimental par injection de toxine tétanique*, le *mode d'action de la toxine*, la *localisation des effets de la toxine*, les *lésions nerveuses chez les tétaniques*.

Un chapitre est consacré au diagnostic et au pronostic, et l'ouvrage se termine par le traitement au sérum antitétanique.

« Il y a dix ans, disent les auteurs, en terminant, aucune ligne de ce livre n'aurait pu être écrite. »

« Combien d'idées nouvelles et de faits intéressants sont exposés dans le livre de MM. Courmont et Doyon. L'ouvrage est écrit d'une façon claire et attachante. Nous ne saurions trop en recommander la lecture à ceux qui s'intéressent aux conquêtes de la science moderne. » (*La Presse médicale.*)

Le Rhumatisme articulaire aigu *en bactériologie*, par les Drs H. TRIBOULET, médecin des hôpitaux de Paris, et A. COYON, ancien interne des hôpitaux. 1900. 1 vol. in-16, 96 pages, avec figures, cartonné............ 1 fr. 50

L'infection secondaire est vraisemblablement la seule raison d'être des différences cliniques qui s'observent dans l'évolution des polyarthrites fébriles aiguës, à début souvent identique. Cette infection, la bactériologie la révèle par la présence de germes variés : bacille d'Achalme, diplococcus et quelquefois staphylocoques qui font les complications viscérales. Les auteurs attirent l'attention sur un diplococcus, hôte du tractus gastro-intestinal, qui peut passer dans le sang et donner lieu à des phénomènes de septicémie, parmi lesquels l'endocardite dite rhumatismale

Le Pneumocoque, par LIPPMANN, interne des hôpitaux de Paris. Introduction par le Dr DUFLOCQ, médecin des hôpitaux de Paris. 1900. 1 vol. in-16, 96 p. et fig., cart. 1 fr. 50

Le temps n'est plus où l'on reconnaissait au pneumocoque le *seul droit de faire* de la pneumonie. Nous savons que ce genre peut déterminer les localisations les plus diverses. Nous savons aussi que chacune de ces localisations nécessite une thérapeutique spéciale, basée sur un diagnostic bactériologique *exact*. D'où l'intérêt de l'excellente monographie de M. Lippmann, où il étudie le genre pneumocoque, les pneumococcies expérimentales et les pneumococcies humaines.

Les Oxydations de l'Organisme (oxydases), par E. ENRIQUEZ et J.-A. SICARD, médecins des hôpitaux de Paris. 1902. 1 vol. in-16, 96 pages, cartonné....... 1 fr. 50

Après quelques généralités sur les ferments solubles et sur l'importance des ferments oxydants, les auteurs exposent les méthodes employées pour la recherche de ces ferments oxydants directs et indirects. Puis, ils indiquent la recherche des oxydases dans les tissus et les humeurs de l'homme, par les réactifs colorants, et surtout au moyen de l'aldéhyde salicylique et de la mensuration des gaz absorbés et produits.

Les États neurasthéniques, *formes cliniques, diagnostic, traitement,* par GILLES DE LA TOURETTE, professeur agrégé à la Faculté de Paris, médecin de l'hôpital Saint-Antoine, 2e *édition.* 1900. 1 vol. in-16, 96 p., cart.. 1 fr. 50

Mise au point très intéressante de cette question toute d'actualité. La neurasthénie n'est pas une maladie, une entité morbide, c'est un état ou plutôt une réunion d'états qu'il faut savoir différencier.

Voici les principaux chapitres :

La neurasthénie vraie. — La neurasthénie héréditaire et constitutionnelle. — L'association hystéro-neurasthénique. — Traitement des états neurasthéniques. — Traitement de l'association hystéro-neurasthénique.

Les Myélites syphilitiques, *formes cliniques et traitement,* par GILLES DE LA TOURETTE, agrégé à la Faculté de Paris, 1899. 1 vol. in-16, 92 pages, cartonné.... 1 fr. 50

La question des *Myélites syphilitiques* est une question pratique au premier chef, car la moitié des affections médullaires ont la syphilis pour cause.

Les formes cliniques de la syphilis médullaire sont nombreuses :

Mal de Pott syphilitique, gommes intravertébrales, myélites proprement dites, syphilis maligne précoce du système nerveux, myélites aiguës et chroniques et myélites à formes irrégulières.

Le Traitement pratique de l'Epilepsie, par GILLES DE LA TOURETTE, professeur agrégé à la Faculté de Paris. 1901. 1 vol. in-16, 96 pages, cartonné........ 1 fr. 50

L'épilepsie est justiciable des sels de bromure ; c'est le meilleur, sinon le seul traitement à mettre en œuvre. Mais il faut savoir administrer les sels de bromure ; il faut n'en donner ni trop, ni trop peu ; la dose qui guérit, la dose suffisante de bromure s'établit sur certain signe physique fourni par les pupilles.

L'hygiène des épileptiques fait l'objet d'un chapitre. Puis viennent les adjuvants de la cure bromurée, le traitement des accès, le traitement de quelques variétés d'épilepsie, etc.

Le Traitement des Névralgies et des Névrites, par le Dr H.-F. PLICQUE, ancien interne des hôpitaux de Paris. 1902. 1 vol. in-16 de 96 pages, cart. 1 fr. 50

L'auteur passe en revue les *indications thérapeutiques fournies par l'étiologie* : syphilis, paludisme, anémies, névroses, diabète, goutte, intoxications, etc., puis les *indications symptomatiques* en général. Le *traitement de la douleur* est longuement étudié : traitement externe par la révulsion, le chlorure de méthyle, le stypage, l'électricité, le massage, etc. ; — traitement interne par l'opium, la morphine, l'aconit, la belladone, le gelsémium, l'antipyrine, la cocaïne, etc. ; — traitement thermal. — Le *traitement de l'insomnie* vient ensuite.

Les chapitres suivants sont consacrés à la *névralgie faciale* et au tic douloureux de la face, puis aux névralgies du membre inférieur et à la *sciatique*, aux névralgies et névrites des divers nerfs, à la *migraine*.

Chirurgie intestinale d'urgence, par le Dr A. MOUCHET, chef de clinique à la Faculté de médecine de Paris. 1903. 1 vol. in-16, 96 pages et 23 fig., cart. 1 fr. 50

L'auteur passe successivement en revue les contusions et les plaies de l'abdomen, l'occlusion intestinale, l'appendicite, l'imperforation ano-rectale, l'étranglement hémorroïdaire, les hernies étranglées et les hernies gangrenées. — Pour chaque maladie, les indications opératoires sont tout d'abord exposées avec précision et clarté. Puis la technique opératoire est décrite, d'après les travaux les plus récents, et illustrée de nombreuses figures originales intercalées dans le texte.

Chirurgie nerveuse d'urgence, par le Dr A. CHIPAULT. 1904. 1 vol. in-16 de 96 pages, cart........ 1 fr. 50

Chirurgie de diagnostics patients d'interventions longuement calculées dans la plupart des cas, la chirurgie du système nerveux n'en doit pas moins être parfois une chirurgie d'urgence, c'est-à-dire une chirurgie dont les indications demandent à être saisies et remplies par tous.

Le volume de M. Chipault a pour but de délimiter le domaine dans lequel doit s'exercer cette activé hâtive, et de l'y guider ; c'est une étude claire et pratique.

Le Canal vagino-péritonéal, *Diagnostic et traitement de la hernie inguinale et des hydrocèles congénitales, de l'ectopie testiculaire*, par le Dr P. VILLEMIN, chirurgien des hôpitaux de Paris. 1904. 1 vol. in-16 de 96 pages, 17 figures, cartonné.. 1 fr. 50

Le canal vagino-péritonéal reste perméable : c'est, à échéance variable, l'apparition de la hernie inguinale congénitale, de l'hydrocèle communicante ; le canal vagino-péritonéal est en partie oblitéré : c'est l'hydrocèle enkystée du cordon et la hernie funiculaire ; le canal vagino-péritonéal est imparfaitement descendu : c'est l'ectopie avec la hernie presque obligatoire. Au point de vue clinique, c'est toujours une tumeur siégeant au niveau du cordon, et dans laquelle il faudra trouver les caractères propres à en déterminer la nature. Enfin, l'idée directrice de toute thérapeutique découle de la présence d'un sac péritonéal contenant, ou appelé à contenir une anse herniée ; c'est la cure radicale qui s'impose.

La Gastrostomie, par le Dr J. BRAQUEHAYE, agrégé à la Faculté de Bordeaux, chirurgien de l'hôpital de Tunis. 1900. 1 vol. in-16 de 96 pages et figures, cartonné...... 1 fr. 50

L'auteur décrit d'abord la gastrostomie simple, schématique, puis il passe en revue les 24 procédés actuels des chirurgiens français et étrangers. Il parle ensuite des soins consécutifs à l'opération, du traitement des accidents immédiats et des résultats cliniques.

Chirurgie des Voies biliaires, par le Dr PAUCHET, chirurgien des hôpitaux d'Amiens. 1900. 1 vol. in-16 de 96 pages, avec figures, cartonné............. 1 fr. 50

Qu'il s'agisse de faire disparaître des accès répétés de coliques hépatiques, de lever un obstacle au cours de la bile chez un sujet ictérique, ou de drainer la vésicule chez un malade atteint d'une affection de l'arbre biliaire, les indications opératoires sont multiples.

Les Rayons N et les Rayons N′, par le Dr Bordier, professeur agrégé à la Faculté de médecine de Lyon. 1905. 1 vol. in-16 de 95 pages et 16 figures, cart... 1 fr. 50

Les découvertes de MM. Blondlot et Charpentier ont passionné et passionnent encore les esprits; or, jusqu'à présent, ce n'est que dans les journaux ou dans des articles séparés peu détaillés qu'ont dû puiser ceux qu'intéresse cette question.

M. Bordier a rassemblé dans cette *Actualité médicale* tout ce qui a été publié sur les rayons N; il l'a ordonné aussi méthodiquement que possible, avec la clarté, la précision et la compétence dont il a déjà fait preuve dans ses autres publications.

Traitement chirurgical des Néphrites médicales, par le Dr A. Pousson, professeur agrégé à la Faculté de médecine de Bordeaux. 1904. 1 vol. in-16 de 96 pages, cartonné.......................... 1 fr. 50

Le traitement chirurgical des néphrites médicales a tout d'abord provoqué la méfiance des médecins; cependant les résultats obtenus dans les néphrites infectieuses aiguës et dans les néphrites chroniques ont fini par forcer leur attention; cette question a suscité dans ces derniers temps des expériences fort intéressantes et soulevé des discussions de la part des cliniciens les plus compétents. Etude clinique des interventions chirurgicales dans les néphrites médicales, résultats immédiats et éloignés, indications et contre-indications opératoires, traitement des douleurs, des hématuries et des accidents urémiques, telles sont les questions traitées dans ce livre.

Radiothérapie et Photothérapie, par le Dr L.-R. Régnier, chef du Laboratoire d'électrothérapie de l'hôpital de La Charité. 1902. 1 vol. in-16 de 96 pages et fig., cartonné.......................... 1 fr. 50

Le Dr Régnier étudie l'héliothérapie et l'électro-photothérapie; il décrit les appareils inventés pour les bains de lumière artificielle et leurs effets physiologiques. Puis il passe aux indications thérapeutiques de la photothérapie et de la radiothérapie; et à leur utilisation dans les maladies de la nutrition, des organes respiratoires et dans les affections génito-urinaires; il étudie l'action de la lumière froide, de la lumière colorée et des rayons actiniques dans les maladies nerveuses, les fièvres éruptives et le lupus. Il termine par l'étude de la radiothérapie.

La Mécanothérapie, *Application du mouvement à la Cure des maladies*, par le Dr L.-R. Régnier. 1901. 1 vol. in-16, de 92 pages avec figures, cartonné......... 1 fr. 50

L'auteur passe d'abord en revue les appareils employés : appareils à mouvements actifs et à mouvements passifs, appareils électriques pour le massage vibratoire et appareils d'orthopédie. Puis il fait connaître les effets thérapeutiques de la mécanothérapie, ses indications et ses contre-indications dans les diverses maladies.

Les Auto-Intoxications de la Grossesse,

par le Dr Bouffe de Saint-Blaise, accoucheur des hôpitaux de Paris. 1899. 1 vol. in-16, 96 pages, cartonné..... 1 fr. 50

L'organisme sain est une fabrique de poisons, et le fonctionnement normal de cet organisme est toujours sous la dépendance de l'intégrité de certains organes qui le défendent contre ses ennemis du dedans.

M. Bouffe de Saint-Blaise s'inspirant des idées de son maître, M. Pinard, pense que, pendant la grossesse, la femme doit avoir à lutter d'une façon particulière, l'équilibre de ses fonctions pouvant se rompre plus aisément.

Il attribue à une intoxication spéciale à la grossesse certains troubles, de même que les accès éclamptiques.

La Psychologie de l'Instinct sexuel,

par le Dr Joanny Roux, médecin des hôpitaux de Saint-Etienne. 1 vol. in-16, 96 pages et fig., cart................. 1 fr. 50

Excellente étude où, sous une forme concise, sont abordés quelques uns des problèmes qui se rattachent à l'instinct sexuel.

Après avoir montré facilement le déterminisme des phénomènes sexuels chez les êtres les plus simples, l'auteur étudie les phénomènes les plus compliqués de l'amour supérieur.

Sans qu'on puisse oublier le but général de la démonstration, on trouve toute une suite d'observations fines et concises qui donnent le plaisir intense des choses vécues.

Les Régénérations d'Organes,

par le Dr P. Carnot, docteur ès sciences, agrégé à la Faculté de médecine de Paris. 1899. 1 vol. in-16, 96 pages, 14 fig., cart.... 1 fr. 50

Après avoir distingué la *régénération physiologique* de la *régénération accidentelle* ou *traumatique* et de la *régénération pathologique*, l'auteur expose le *mécanisme de la régénération* et le *processus de régénération* des différents tissus.

Il étudie ensuite les *régénérations épithéliales*, les *régénérations du système nerveux*, des *surfaces épidermiques*, des *muqueuses* et des *organes glandulaires*. C'est un livre où la pratique suit de près la théorie ; l'auteur a eu en vue les applications thérapeutiques.

La Psychologie du Rêve *au point de vue médical,*

par N. Vaschide, chef des travaux du laboratoire de psychologie expérimentale des Hautes Etudes, et H. Piéron. 1902. 1 vol. in-16 de 96 pages, cart........................ 1 fr. 50

Il y a dans le rêve une source précieuse de renseignements sur notre état psychologique et sur notre état physiologique le plus intime ; il faut que le médecin s'habitue à cette investigation comme aux autres.

C'est la pathologie nerveuse qui est la plus intéressée à connaître l'état du rêve ; mais la pathologie générale ne doit pas négliger les signes fournis de ce côté. Le rêve a une importance dans les maladies infectieuses, intestinales, cardiaques, pulmonaires.

Le Cloisonnement vésical et la division des urines. *Applications au diagnostic des lésions rénales*, par le Dr CATHELIN, chef de clinique à la Faculté de médecine de Paris. 1903. 1 vol. in-16 de 96 p., avec 23 fig., cart. 1 fr. 50

Les méthodes physique, chimique et d'absorption médicamenteuse ont ceci d'imparfait qu'elles ne donnent qu'un résultat global, ne s'adressant qu'à l'urine mixte. L'injection de bleu de méthylène, la cryoscopie, les examens microscopiques et chimiques sont tous bons, mais à une condition, *capitale en l'espèce*, c'est de les appliquer sur une urine divisée, car un rein cliniquement malade peut, en effet, être physiologiquement meilleur que le rein supposé sain, d'où les erreurs d'interprétation basées sur l'examen de l'urine totale.

La Cryoscopie des Urines, *application à l'étude des affections du Cœur et des Reins*, par les Drs H. CLAUDE, agrégé à la Faculté de médecine de Paris, médecin des hôpitaux de Paris, et V. BALTHAZARD, agrégé à la Faculté de médecine de Paris. 1901. 1 vol. in-16, 96 p. et 21 fig., cart. 1 fr. 50

Cette méthode (détermination de la température de congélation) rend de grands services pour le diagnostic et le pronostic des affections du cœur et des reins. Après avoir exposé ce qu'est la cryoscopie au point de vue physique, les auteurs indiquent les applications aux maladies du cœur, néphrites ; ils examinent ce qu'est la cryoscopie de l'urine des cardio-rénaux. Enfin, ils passent en revue les modes d'exploration de la fonction rénale (méthodes Koranyi, Kummel, L. Bernard).

Cancer et Tuberculose, par le Dr H. CLAUDE, médecin des hôpitaux. 1900. 1 vol. in-16, 96 p. et fig., cart. 1 fr. 50

L'auteur traite successivement du cancer développé sur une lésion tuberculeuse préexistante, des diverses formes d'association du cancer et de la tuberculose, de l'infection tuberculeuse compliquant un néoplasme, enfin des relations pathogéniques générales du cancer et de la tuberculose.

L'évolution, le pronostic et le traitement de ces néoplasmes mixtes, peuvent être différents de ceux des lésions simples.

Les Enfants retardataires (*arrêts de la croissance et troubles du développement*), par le Dr E. APERT, médecin des hôpitaux de Paris. 1902. 1 vol. in-16 de 96 pages, avec figures, cartonné.......................... 1 fr. 50

Le Dr Apert s'appuyant à la fois sur les cas publiés çà et là et sur les observations personnelles, il passe en revue les différents types nosologiques qui peuvent résulter des arrêts de développement, leur évolution, leur anatomie pathologique ; il montre l'utilité de l'étude anthropométrique et radiographique de ces sujets au point de vue du pronostic ; enfin, dans le dernier chapitre, consacré à la pathogénie et au traitement pathogénique, il donne la conclusion pratique et fournit au médecin les éléments d'une thérapeutique rationnelle.

ENVOI FRANCO CONTRE UN MANDAT SUR LA POSTE

La Diphtérie, *recherches bactériologiques et cliniques, prophylaxie et traitement,* par les Drs H. BARBIER, médecin de l'hôpital Hérold, et G. ULMANN, ancien interne des hôpitaux de Paris. 1899. 1 vol. in-16, 96 pages, 7 figures, cart. .... 1 fr. 50

Appelés l'un et l'autre à diriger pendant plusieurs mois un service de diphtérie à l'hôpital Trousseau, les auteurs ont consigné dans ce volume les faits nouveaux qu'ils ont pu constater dans l'étude de cette maladie.

1° Au point de vue bactériologique, ils ont établi que seul le bacille long, touffu, était le vrai bacille de la diphtérie.

2° Au point de vue clinique, ils ont distingué les diphtéries pures des diphtéries associées.

3° Au point de vue thérapeutique, ils ont montré que le sérum antidiphtérique, tout puissant contre la diphtérie pure, est inefficace contre la diphtérie associée, qui, elle, relève de la médication antiseptique.

La Grippe, par le Dr L. GALLIARD, médecin de l'hôpital St-Antoine. 1898. 1 vol. in-16, 96 pages, 7 fig., cart. 1 fr. 50

M. Galliard fait une histoire de la grippe, à la fois très documentée et facile à lire. Voici les principaux chapitres :

Une épidémie. — Le microbe. — Les symptômes. — Les modalités cliniques. — Les complications. — Le traitement. — La prophylaxie.

Traitement de la Syphilis, par le Dr EMERY, ancien chef de clinique de la Faculté de Paris. Préface de M. le professeur FOURNIER. 1900. 1 vol. in-16, 96 pages, cart. 1 fr. 50

Voici le titre des principaux chapitres : Hygiène du syphilitique, prophylaxie. — Traitement mercuriel : action préventive, accidents et inconvénients ; modes d'administration (frictions, méthodes cutanées, accessoires, ingestion, injections), avantages et inconvénients, choix du mode d'administration. — Traitement ioduré : traitement général et traitement local des manifestations cutanées et muqueuses. — Médications auxiliaires. — Traitement de la syphilis infantile.

M. le professeur Fournier le juge ainsi dans sa préface : « Ce petit volume sera utile aux praticiens et aux élèves qui, les uns, ont déjà trop à faire et les autres trop à apprendre pour lire les gros volumes consacrés au traitement de la syphilis. »

Le Traitement de la Constipation, par le Dr FROUSSARD, ancien interne des hôpitaux de Paris. Préface par le Dr SOUPAULT, médecin des hôpitaux. 1903. 1 vol. in-16 de 96 pages, cartonné.................................... 1 fr. 50

L'auteur se basant sur les formes cliniques et les causes variées de la constipation, en montre la grande diversité d'origine, le mécanisme variable, et déduit un traitement méthodique et rationnel. Ce petit traité de la constipation répond aux tendances actuelles de la clinique de la thérapeutique qui a pour but la recherche et la guérison des causes des maladies par l'hygiène plutôt que par les médicaments.

Les Médications reconstituantes. **La Médication phosphorée** (*Glycérophosphates, Lécithines, Nucléines*), par Henri LABBÉ, chef de laboratoire à la Faculté de médecine de Paris. 1904. 1 vol. in-16 de 96 p., cart. **1 fr. 50**

On trouvera ici les seuls développements techniques et chimiques indispensables à la connaissance des processus biologiques dont les corps phosphorés sont les termes actifs et aussi à la diagnose et à la caractérisation pratique de ces mêmes corps.

L'exposé des applications thérapeutiques des substances phosphorées est aussi complet que l'a permis l'état actuel des connaissances. Un dernier chapitre rappelle la posologie générale de toute la médication phosphorée. Le praticien et le pharmacien y trouveront d'utiles renseignements, leur permettant de reconnaître la falsification ou la fraude, si fréquentes dans la préparation de ces composés.

La Médication surrénale, par les Drs R. OPPENHEIM et M. LŒPER, anciens internes des hôpitaux de Paris. 1904. 1 vol. in-16 de 96 pages, cart. **1 fr. 50**

Les auteurs étudient successivement : les Extraits capsulaires dans la médecine expérimentale ; la Posologie ; la Médication cardio-tonique ; la Médication hémostatique et antiphlogistique ; la Médication anesthésique ; la Médication surrénale dans les maladies nerveuses et les maladies de la nutrition ; la Médication surrénale dans les maladies infectieuses et dans les intoxications ; la Médication surrénale dans la maladie d'Addison.

Les Médications préventives ; sérothérapie et bactériothérapie, par le Dr NATTAN-LARRIER, chef de clinique à la Faculté de médecine de Paris. 1905. 1 vol. in-16, 96 pages, cartonné. . . . . **1 fr. 50**

La bactériothérapie et la sérothérapie permettent de mettre en pratique le précepte : « Prévenir est plus facile que guérir. »

L'habitude d'employer les injections préventives pour éviter la diphtérie, le tétanos, le choléra, les infections à streptocoque, la peste, la fièvre jaune se répand chaque jour davantage.

Aussi, ce livre vient à son heure pour exposer la technique à suivre, les indications et les résultats des diverses médications préventives.

Le Traitement de la Surdité, ***Prophylaxie et Hygiène,*** par le Dr CHAVANNE, médecin de la clinique oto-rhino-laryngologique de l'hôpital Saint-Joseph de Lyon. 1905. 1 vol. in-16 de 96 pages, cartonné. . . . . **1 fr. 50**

Il arrive bien souvent que l'on ne s'inquiète de la surdité qu'à un moment où elle est devenue incurable. Le nombre des sourds diminuerait si on soignait au début les affections dont l'évolution amène ou prépare la surdité. Le Dr Chavanne fait un exposé très clair et très pratique où le médecin praticien trouvera des indications utiles qui lui permettront de rendre souvent service à ses malades.

Le Cytodiagnostic, les méthodes d'examen des sérosités pathologiques et du liquide céphalo-rachidien, par le Dr Marcel LABBÉ, agrégé à la Faculté de médecine, médecin des hôpitaux de Paris. 1904. 1 vol. in-16, 96 p., cart. 1 fr. 50

L'examen des sérosités pathologiques a fait, dans ces dernières années, de très grands progrès. Les précautions antiseptiques ont rendu inoffensives les *ponctions exploratrices* faites dans les séreuses, de sorte que ces interventions sont aujourd'hui pratiquées non plus seulement dans un but thérapeutique, mais dans une intention diagnostique.

La *ponction lombaire* a, au point de vue diagnostique, une grande valeur en permettant d'étudier chez l'individu vivant les infections et les réactions organiques qui se passent au sein du système nerveux. Après avoir traité de l'examen des sérosités pathologiques, M. Labbé expose la technique et les résultats de l'examen du liquide céphalo-rachidien obtenu par ponction lombaire.

Le Sang, par le Dr Marcel LABBÉ, médecin des hôpitaux de Paris. 1902. 1 vol. in-16 de 96 pages et fig., cart. 1 fr. 50

M. Labbé expose l'orientation nouvelle donnée aux recherches et aux études sur le sang ; les principes de la technique qui a présidé à ces recherches ; enfin, les résultats généraux obtenus.

Voici les trois grandes divisions du livre : 1° Importance du rôle que joue dans l'organisme le sang. 2° Composition du sang. Équilibre physiologique de cette composition. Modifications apportées à cet équilibre par les états pathologiques. 3° Processus qui président à la naissance et à la mort du sang.

La Protection de la Santé publique. *Loi et Commentaires de la Loi et des Règlements d'administration,* par le Dr MOSNY, médecin des hôpitaux de Paris. 1904. 1 vol. in-16 de 96 pages, avec fig. cart. .... 1 fr. 50

La France était, jusqu'à ces derniers temps, la seule des nations civilisées qui ne possédât pas de législation sanitaire. Elle en possède une depuis le 15 février 1902. La présente étude critique n'est pas un commentaire juridique de cette loi. L'auteur se place uniquement au point de vue de l'hygiène sociale. Il ne suit donc pas le texte de la loi, mais passe en revue les quelques questions d'hygiène sociale plus particulièrement envisagées et résolues par la loi.

L'auteur étudie tour à tour :

1° Le règlement sanitaire communal; 2° l'assainissement communal; 3° la salubrité des immeubles; 4° la prophylaxie des maladies transmissibles; 5° l'administration sanitaire.

Les Accidents du Travail. *Guide du médecin,* par Georges BROUARDEL, médecin des hôpitaux de Paris, médecin-expert près le tribunal de la Seine. 1903. 1 vol. in-16 de 96 pages, cart. .... 1 fr. 50

L'application de la loi sur les accidents du travail nécessite, en nombre de cas, l'intervention du médecin ; il était donc utile de réunir en une sorte de guide, d'une part l'exposé même de la loi, et d'autre part l'étude des faits qui demandent une appréciation médicale.

Le Rhume des Foins, par le Dr Garel, médecin des hôpitaux de Lyon. 1899. 1 vol. in-16, 96 pages, cart. 1 fr. 50

L'asthme des foins est une variété de la rhino-bronchite spasmodique.
L'asthme des foins dépend de trois facteurs principaux.
a) Terrain prédisposé; *b*) muqueuse nasale douée d'un certain degré d'hyperexcitabilité réflexe; *c*) un agent irritant extérieur, cause déterminante des accès.
Le traitement peut s'adresser aux trois facteurs.
Le traitement chirurgical est le seul qui donne des résultats positifs.

L'Odorat et ses Troubles, par le Dr Collet, professeur agrégé à la Faculté de Lyon, médecin des hôpitaux. 1904. 1 vol. in-16 de 96 pages et fig., cart........ 1 fr. 50

L'odorat et les odeurs n'intéressaient que quelques naturalistes ou quelques médecins chercheurs : il n'en est plus de même aujourd'hui.
L'étude des organes des sens est toujours pleine d'attraits, à cause de la multiplicité des points de vue qu'elle découvre : le physiologiste, le psychologue, le neurologiste, le pathologiste, l'aliéniste y trouvent des problèmes. L'olfaction ne fait pas exception à cette règle.
Voici les principaux chapitres :
L'appareil nerveux de l'olfaction. — Les odeurs. — L'olfaction normale. — Mesure de l'odorat. — L'anosmie en général. — Classification des anosmies. — Hyperosmie et Parosmie. — Névrose de l'odorat. — Traitement.

Thérapeutique oculaire, *nouvelles médications, opérations nouvelles*, par le Dr F. Terrien, chef de clinique ophtalmologique de la Faculté de Paris. 1899. 1 vol. in-16, 96 pages et 12 figures, cart.......................... 1 fr. 50

Parmi les médications nouvelles, l'auteur étudie les collyres huileux, les injections d'huile biiodurée dans la syphilis oculaire, le protargol, le bleu de méthylène, l'ichtyol et le traitement des blépharites sèches.
Les opérations nouvelles dont il donne le manuel opératoire, les indications et les résultats sont nombreuses :
Extraction des corps étrangers intra-oculaires. — Ablation de la glande lacrymale dans le larmoiement chronique. — Glaucome chronique simple. — Extraction totale de la cataracte secondaire. — Traitement de la myopie par l'extraction du cristallin transparent. — Manuel opératoire du strabisme. — Nouvelle opération du ptosis. — Opérations conservatrices.

La Fatigue oculaire et le Surmenage visuel, par le Dr Louis Dor, chef de laboratoire à la Faculté de médecine de Lyon. 1900. 1 vol. in-16, 94 pages, cartonné. 1 fr. 50

Le traitement de la fatigue oculaire est le repos de l'organe de la vue; mais il y a aussi un côté *thérapeutique*, qui consiste dans la correction des malformations congénitales ou acquises et dans la guérison des maladies prédisposantes, et un côté *prophylactique*, qui est l'entraînement par un exercice rationnel des fonctions affaiblies.

La Goutte et son traitement, par le Dr APERT, médecin des hôpitaux de Paris, 1902. 1 vol. in-16 de 96 pages, cartonné.. 1 fr. 50

Voici un aperçu des matières traitées :

I. L'accès de goutte. — II. Le tempérament goutteux. Symptômes de prédisposition goutteuse chez l'enfant. Croissance et puberté chez les prédisposés — III. Evolution de la goutte. Variété des attaques. Goutte monoarticulaire. Goutte polyarticulaire. Succession des attaques. Goutte chronique. — IV. Goutte abarticulaire. Goutte nerveuse. Goutte musculaire. Goutte viscérale. — V. Etiologie. Goutte saturnine. — VI. Traitement hygiénique. Régime. Exercices. — VII. Traitement hydrominéral. — VIII. Traitement prophylactique. — IX. Traitement de l'accès de goutte. — X. Traitement de la goutte chronique invétérée.

Le Diabète et son Traitement, par le Dr R. LÉPINE, professeur de clinique à la Faculté de Lyon, correspondant de l'Institut. 2e *édition*, 1905. 1 vol. in-16, 92 pages, cartonné.. 1 fr. 50

M. Lépine vient de résumer toutes les recherches nouvelles sur la pathogénie et surtout le traitement du diabète : un chapitre est consacré au régime, un autre aux moyens hygiéniques et aux agents médicamenteux (excitants de la glycolyse, modérateurs de la glycogénie et agents diabétiques divers) ; le traitement opothérapique est étudié. L'auteur donne les résultats de sa pratique personnelle et de sa longue expérience.

Les Glycosuries non Diabétiques, par le Dr ROQUE, professeur agrégé à la Faculté de médecine de Lyon. 1899. 1 vol. in-16, 92 pages, cartonné........ 1 fr. 50

A côté des glycosuries passagères provoquées par un état morbide aigu, il y a des glycosuries durables qui ne doivent pas être confondues avec le diabète. Toutes ces glycosuries durables ont un caractère commun. Le but de M. Roque a été de montrer qu'à côté du diabète sucré, il y a les glycosuries, aussi distinctes de celui-ci que la polyurie simple peut l'être du diabète insipide et dont il existe quatre variétés : 1° glycosurie intermittente des arthritiques (*glycosurie des jeunes sujets, glycosurie goutteuse de l'adulte, glycosurie des obèses, glycosurie azoturique*) ; 2° glycosuries digestives (par *alimentation sucrée*, par *troubles digestifs*) ; 3° glycosuries nerveuses ; 4° Glycosuries puerpérales.

Les Albuminuries curables, par le Dr TEISSIER, professeur à la Faculté de Lyon, correspondant de l'Académie de médecine. 1900. 1 vol. in-16, 96 pages, cart...... 1 fr. 50

A quoi peut-on reconnaître la curabilité d'une albuminurie ? Dans quelles conditions cette curabilité peut-elle s'obtenir et dans quelles limites est-on en droit de l'espérer ? Telles sont les questions que M. Teissier résout. Il passe en revue les albuminuries fonctionnelles ou organiques, c'est-à-dire sans lésion déterminée du rein, puis les albuminuries rénales.

Les albuminuries fonctionnelles comprennent : 1° les albuminuries intermittentes, des sujets en apparence bien portants ; 2° les albuminuries des adolescents ; 3° les albuminuries d'ordre digestif ou hépatique ; 4° les albuminuries névropathiques, notamment l'albuminurie orthostatique.

ENVOI FRANCO CONTRE UN MANDAT SUR LA POSTE

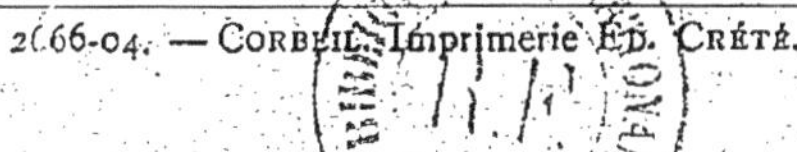

2166-04. — CORBEIL. Imprimerie ÉD. CRÉTÉ.